südwest

Barbara Wurzel
Bianca Marklstorfer

Die besten Hausmittel für Kinder

Schnelle Hilfe für alle Krankheiten und Beschwerden von A bis Z

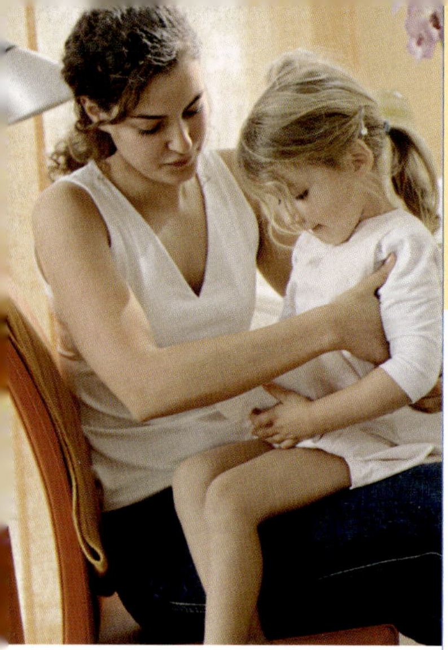

Kranke Kinder brauchen vor allem eines: Ihre Zuwendung!

Spielen, toben, Kindsein dürfen – das sind wichtige Vorraussetzungen, damit Ihre Kleinen gesund und fit bleiben.

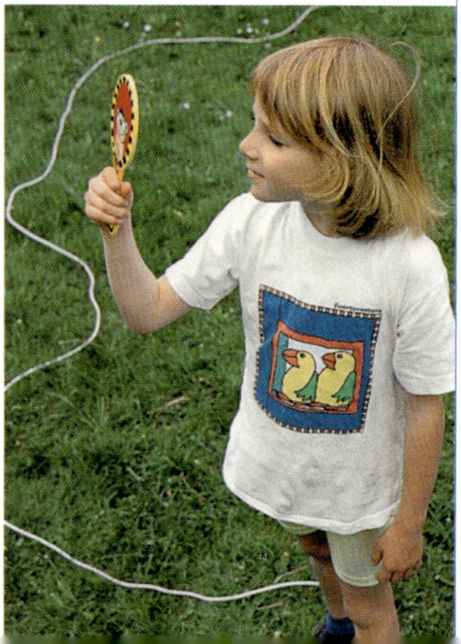

Inhalt

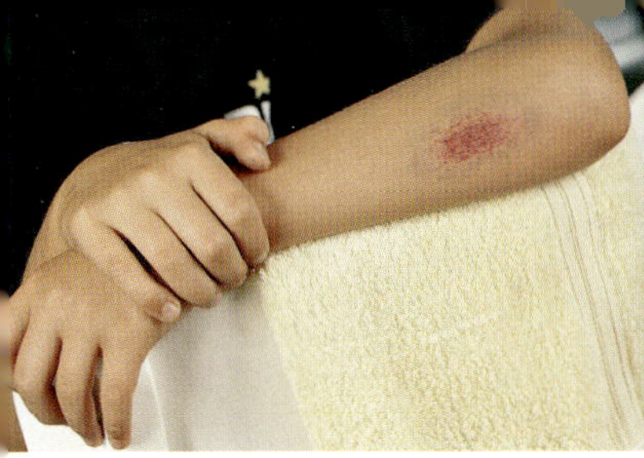
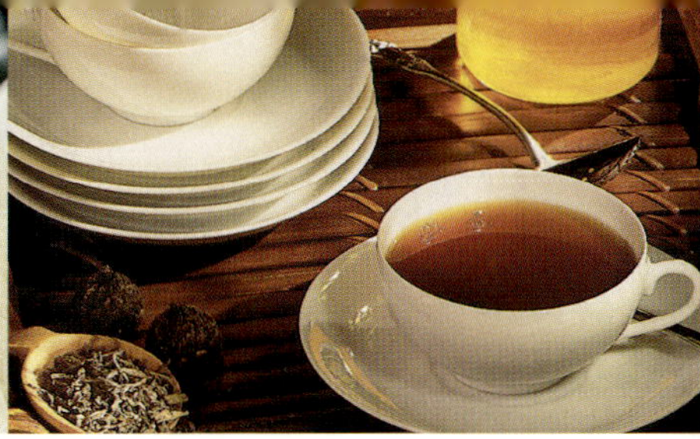
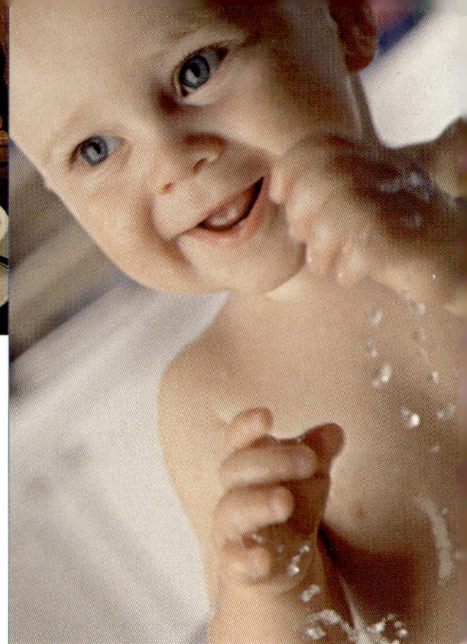

Krankheiten, Beschwerden und Verletzungen – dafür bietet uns die Natur eine Fülle von wirksamen Heilmitteln.

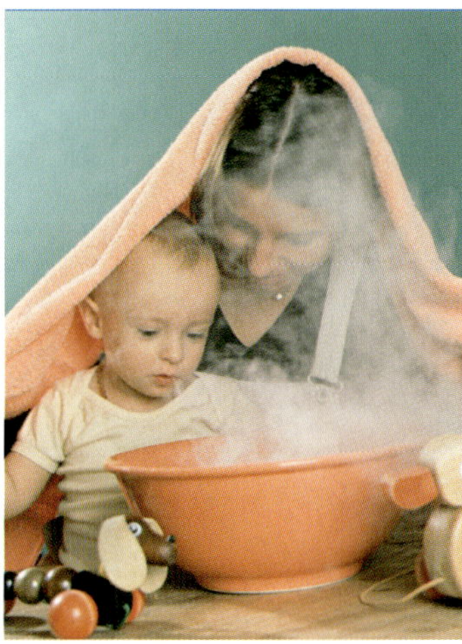

Als lustiges Spiel gestaltet, wird eine Inhalation von Ihrem Kind sicherlich begeistert akzeptiert werden.

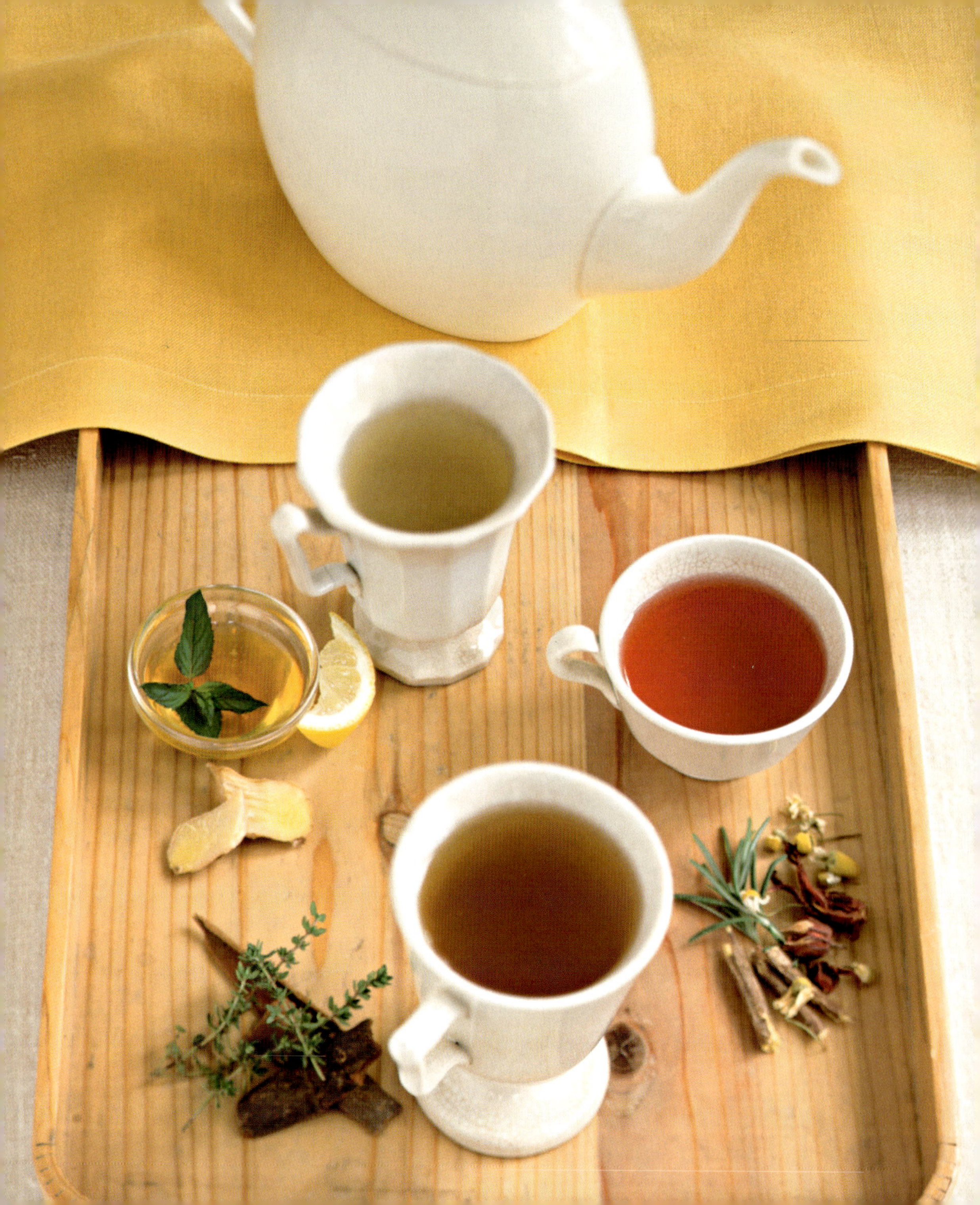

Kranke Kinder sanft heilen

Hausmittel ist ein anderer Begriff für Volksmedizin, Erfahrungsmedizin, Naturheilmittel u. Ä. Es handelt sich bei diesen bewährten Heilmitteln immer um überlieferte Rezepturen, die sich schon seit langem bewährt haben. Jede Region verfügt über eigene, spezielle Hausmittel, die die Natur bereithält.

Wohl den Kindern, deren Eltern nicht gleich zur chemischen Keule greifen, sondern bei kleineren Unpässlichkeiten erst einmal versuchen, mit Naturheilmitteln zu helfen. Ein guter (Kinder-) Arzt wird sie immer bei der Anwendung von Hausmitteln unterstützen. Gerade bei kleinen Kindern, die erst dabei sind, ihr Immunsystem aufzubauen, ist es angemessen, sie durch den Einsatz natürlicher Hausmittel sanft zu unterstützen. Das Unterdrücken der Symptome (z. B. Fieber mittels Zäpfchen) ist aus Sicht der Naturheilkunde falsch.

Paracelsus, der große Universalgelehrte, Alchemist und Heiler des 16. Jahrhunderts, schrieb: »Alle Wiesen und Matten, alle Berge und Hügel sind Apotheken.«

Ein Wort zur Homöopathie

Viele Menschen glauben, sie könnten mit homöopathischen Mitteln umgehen wie mit Hausmitteln. Doch Vorsicht: Gewissenhafte Homöopathie braucht eine langwierige und kundige Vorarbeit (»Anamnese«), um den Patienten richtig einschätzen zu können. Als Notmittel und Alternative zu synthetischen Präparaten sind homöopathische Kombinationsmittel wie z. B. die Zahnungskügelchen durchaus zu empfehlen. Grundsätzlich gehört der Umgang mit Homöopathika aber in die Hände erfahrener Therapeuten.

Bei kranken Säuglingen sollten noch unerfahrene und daher unsichere Eltern immer den Kinderarzt oder eine Hebamme zurate ziehen.

Behandlung entsprechend dem Alter

Sie finden eine Vielzahl von Hausmitteln und Tipps im »Abc der Kinderkrankheiten« (ab Seite 38). Sofern die Anwendungen bei Säuglingen im ersten Lebensjahr, bei Kleinkindern von zwei bis fünf Jahren oder bei Kindern und Jugendlichen bis 18 Jahren voneinander abweichen, ist dies jeweils vermerkt.

Barbara Wurzel & Bianca Marklstorfer

Hausmittel – im Einklang mit der Natur

Immer mehr Menschen besinnen sich heute wieder auf die Heilmittel, die die Natur für uns bereithält. Besonders für die Gesundheit ihrer Kinder greifen sie gerne zunächst auf Hausmittel zurück. Und das ist auch gut so! Hausmittel helfen den Eltern, sich nicht so hilflos zu fühlen. Sie können gleich etwas tun. Das Kind fühlt sich angenommen und versorgt. Und: Hausmittel wirken meist schnell, sind auch nachts verfügbar und ohne Nebenwirkungen.

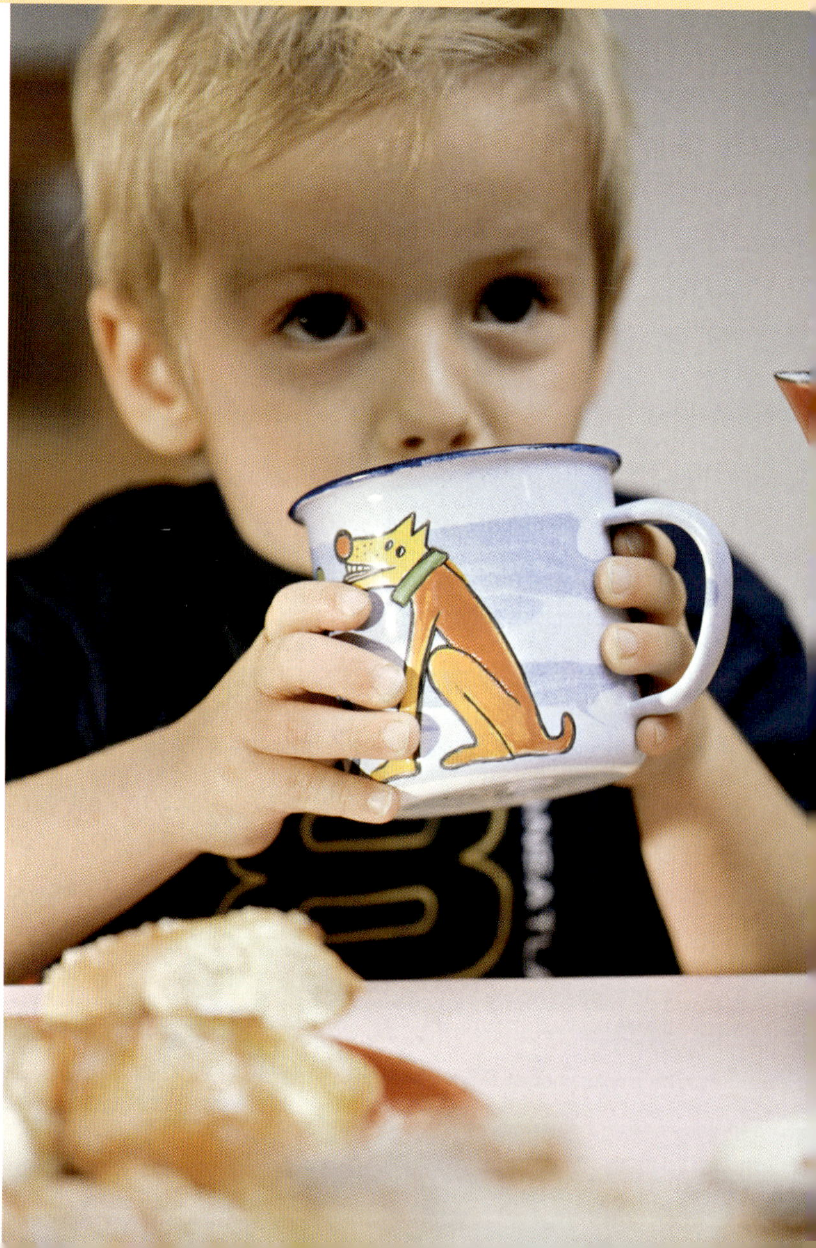

Arzt oder Heilpraktiker?

Der Beruf des Heilpraktikers und die Alternativmedizin erfreuen sich immer größeren Interesses. Das zeigt, dass viele Menschen den »natürlichen« Weg bevorzugen. Für unsere Kinder müssen wir Eltern noch die Entscheidung treffen, ob wir sie im Krankheitsfall zum Schulmediziner oder zum Heilpraktiker bringen und ob wir sie selbst mit Hausmittel behandeln.

Das Volkswissen der Kräuterheilkunde wurde über die Jahrhunderte traditionell von »weisen« Frauen, Kräuterweibern und den Hebammen gehütet und weitergegeben. Teile davon sind heute noch erhalten. So können wir auf bewährte Rezepturen zurückgreifen, von denen Sie in diesem Buch eine Auswahl finden.

Mit den empfohlenen Hausmitteln können Sie so manches Zipperlein Ihres Kindes beheben – denn gegen (fast) jedes Leiden ist ein Kraut gewachsen. Zwar ist es viel bequemer, dem kranken Kind einfach eine Tablette oder ein Zäpfchen zu verabreichen, als ein Hausmittel anzuwenden. Dies ist oftmals mit einiger Mühe verbunden – allerdings einer Mühe, die sich lohnt!

Zunehmend mehr Menschen suchen nach einer sanften Medizin gegen Befindlichkeitsstörungen und erinnern sich an die Erkenntnis, dass die heilenden Kräfte auch in uns selbst liegen. Die Kunst ist es, diese zu wecken.

Die drei Säulen der Selbstbehandlung

Neben der innerlichen Anwendung von Heilkräutern in Form von Tees, Elixieren oder anderen Darreichungsformen kennt die Volksmedizin zahlreiche äußerliche Anwendungen wie Wickel, Wassergüsse, Packungen, Dampfbäder.

Als dritten wichtigen Bereich dürfen wir die gesunde Lebensweise keinesfalls außer Acht lassen. Sie hat einen großen Einfluss auf die Widerstandskraft und auf die Selbstheilungskräfte des menschlichen Organismus. Hierzu gehören Ernährung, Bewegung im Freien, Atmung und Entspannung sowie die Beachtung der natürlichen Rhythmen. Unter dem Begriff »Prävention« feiern diese empfehlenswerten Selbsttherapien gerade Auferstehung.

Es muss darauf hingewiesen werden, dass die hier vorgestellten Hausmittel lediglich zum Einsatz gegen leichtere Erkrankungen und Alltagsbeschwerden empfohlen werden. Ist das Krankheitsbild unklar, verstärken sich die Symptome oder werden die Leiden gar chronisch, ist es unumgänglich, einen Arzt oder Heilpraktiker hinzuzuziehen.

Heilpflanzen als Hausmittel

Auch wenn die Wirkungsweise der überlieferten Rezepturen aus der Volksheilkunde oft nicht erklärbar ist – ihre Heilerfolge sind dennoch unbestritten. Und wer heilt, hat letztlich Recht!

Schon die Ärzte der Antike nutzten die Heilkräfte vieler Pflanzen zur Behandlung von Krankheiten. Christliche Nonnen und Mönche zogen in ihren Klostergärten viele Kräuter, deren heilsame Wirkungen sich über Jahrhunderte bewährt hatten. Heilpflanzen bilden nicht nur die Basis der Behandlung mit Hausmitteln. Auch die »offizielle« Ärzteschaft bediente sich jahrtausendelang ihrer überlieferten und in der Praxis bewährten Heilwirkungen. Doch mit der Industrialisierung bildete sich eine hochentwickelte chemische Medizin heraus, die begann, synthetische Arzneien herzustellen.

Heilpflanzen können auch schaden

Ein Zuviel der an sich richtigen Heilpflanze oder ihre falsche Anwendung kann durchaus auch schädliche Wirkungen hervorrufen. Trotzdem nehmen gerade heute immer mehr Menschen lieber natürliche Arzneien ein. Manchmal dauert es zwar etwas länger, bis diese ihre Wirkung tun. Aber dafür greifen sie weniger in die ganzheitlichen organisch-seelischen Vorgänge ein und unterstützen stattdessen die Selbstheilungskräfte.

Pflanzliche Mittel sind keinswegs immer harmlos und ohne Risiken. Digitalis (Fingerhut), Tollkirsche und Eisenhut sollen hier als Beispiele für viele andere giftige Pflanzen stehen.

Wissenschaftliche Untersuchungen haben in jüngerer Zeit zweifelsfrei bewiesen, dass so manches Hausmittel nicht nur schonender, sondern tatsächlich auch schneller und besser wirkt, als eine für den gleichen Zweck von der Pharmaindustrie entwickelte »chemische Keule«. Zwar halten nicht alle überlieferten Hausmittel einer wissenschaftlichen Überprüfung stand. Aber was soll's, wenn sie doch zumindest ein wenig helfen.

Wirkstoffe der Heilpflanzen

Die Heilkraft der Pflanzen rührt von ihren Inhaltsstoffen her. Als Wirkstoffe werden alle die Stoffe bezeichnet, die die Pflanze während ihres Wachstums bildet und speichert. Auch wenn nicht immer alle

Wirkstoffe für die Heilung benötigt werden, sind sie doch allesamt wichtig, da sie die Wirksamkeit der »Droge« steuern. Dieses noch nicht erschöpfend erforschte Zusammenspiel wird als Synergieeffekt bezeichnet.

Beispielsweise wirkt natürliches Vitamin C besser als synthetisch hergestelltes, weil das natürliche in die gesamte Frucht eingebettet ist. Ein weiteres Beispiel: Die Weidenrinde (siehe Seite 68) birgt noch viel mehr als nur den Wirkstoff Azetylsalizylsäure (ASS), der auch im berühmten Aspirin enthalten ist, und hat damit noch weitere wohltuende Wirkungen. Es kommt also immer auch auf die »Verpackung« an!

Die verschiedenen Heilpflanzenwirkstoffe

Zu den Wirkstoffen gehören im Einzelnen:

- Bitterstoffe, die die Magensaftsekretion anregen und eine allgemein kräftigende Wirkung haben
- Ätherische Öle, flüchtige Stoffe, die meist sehr stark und überwiegend angenehm riechen (z. B. Küchenkräuter)
- Gerbstoffe, die Eiweißstoffe auf Haut und Schleimhaut binden können und somit den dort befindlichen Bakterien den Nährboden entziehen
- Kieselsäure, die aus dem Boden aufgenommen wird und vor allem dem Bindegewebe sowie Haut, Haaren und Nägeln zugute kommt
- Schleim, der besonders Reizungen verhindert und daher bei Entzündungen der Schleimhäute von Nutzen ist
- Vitamine, Mineralien und Spurenelemente, die allesamt als Bau- bzw. Reglerstoffe für den menschlichen Organismus unentbehrlich sind
- Indifferente Stoffe, die z. B. die Wirkung beschleunigen oder verlangsamen können

Info

In den europäischen Arzneibüchern des 19. Jahrhunderts waren noch 90 Prozent der vorgestellten Mittel pflanzlicher Natur (so genannte Phytopharmaka).

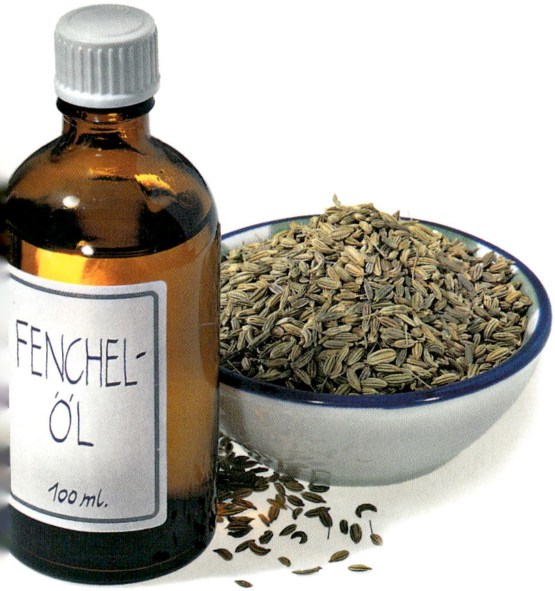

Wenn Sie die Zutaten für Ihre Hausmittelbehandlung in der Apotheke kaufen, können Sie sicher sein, dass Sie gute und geprüfte Qualität erhalten.

Bei der Anwendung bitte beachten

Da die heilenden Wirkstoffe nicht immer gleichmäßig in der gesamten Pflanze verteilt sind, benötigt man im Einzelfall entweder speziell Samen und Früchte (z. B. bei Kümmel, Fenchel oder Anis), in anderen Fällen Rinde, Blätter, Blüten oder Wurzeln (z. B. Eichenrinde oder Lindenblüten). Richten Sie sich bitte bei der Verwendung genau nach den Angaben unter den jeweiligen Beschwerdebildern!

■ **Wichtig:** Kaufen Sie offene Heilkräutertees in DAB-Qualität (DAB = Deutsches Arzneimittelbuch)! Beim Einkauf im Fachhandel können Sie sicher sein, dass die Heilpflanzen nicht nur zum richtigen Zeitpunkt geerntet, sondern auch korrekt getrocknet und gelagert wurden. Das ist eine ganz entscheidende Voraussetzung für die Wirksamkeit.

Hausmittel für die innerliche Anwendung

Hierzu zählen, neben den im Folgenden aufgeführten Teezubereitungen, beispielsweise noch die leicht flüchtigen ätherische Öle, die man in der Apotheke, im Bioladen, im Reformhaus oder im Versandhandel kaufen kann. Diese Öle, die in so gut wie jeder Pflanze enthalten sind, wirken u.a. entzündungshemmend und desinfizierend. Sie eignen sich ebenfalls für die äußerliche Anwendung und ganz speziell für die Aromatherapie. Entscheidend ist hierbei, ausschließlich naturreine ätherische Öle zu verwenden!
Auch Säfte aus Heilpflanzen kauft man am besten fertig im Spezialgeschäft. Frucht- und Gemüsesäfte bereiten Sie besser frisch zu, denn sie verlieren sehr schnell an wertvollen Inhaltsstoffen.

Tropfen und Tinkturen, einzeln oder gemischt, erhalten Sie in der Apotheke. Beachten Sie dabei, dass in beiden Darreichungsformen immer Alkohol enthalten ist. Für Kinder gibt es daher immer spezielle Alternativen (bzw. hier werden Tinkturen sowieso nur äußerlich angewendet)

Abc der Teezubereitungen

Der Tee ist in der Heilkunde kein einfaches Getränk, sondern er wird als Medikament eingesetzt. Wichtig sind daher sowohl die gezielte Anwendung als auch die richtige Dosierung und Zubereitung. In den meisten Fällen wird ein medizinischer Kräutertee nach bestimmten Regeln zubereitet (siehe Kasten unten). Da es auch Abweichungen von diesem Grundrezept gibt, richten Sie sich bitte immer genau nach den Vorgaben der empfohlenen Rezepturen für die jeweiligen Altersstufen der Kinder. Wie schon gesagt, kann bereits eine Prise zu viel die Wirkung entscheidend verändern.
Man gibt den Kindern die je nach Alter verordnete Teemenge schluckweise und nicht zu heiß zu trinken! Überwiegend spricht auch nichts dagegen, den Tee mit etwas Honig zu süßen, jedoch erst nach dem 2. Lebensjahr.

Tipp

Die Zutaten für die Heilkräutertees sollten Sie in Apotheken oder Reformhäusern erwerben. Dort ist eine hohe Qualität der Pflanzen gewährleistet.

Grundrezept für Kräutertees

- 2 Teelöffel der angegebenen Heilkräuter bzw. -mischungen (bzw. so viel, wie ein Erwachsener zwischen Daumen, Zeigefinger und Mittelfinger fassen kann) mit 1/4 Liter siedendem Wasser übergießen. Bei Säuglingen und Kleinkindern nimmt man entsprechend weniger, was bei den einzelnen Rezepturen genau angegeben ist.
- Zugedeckt 10 Minuten ziehen lassen.
- Anschließend durch ein Sieb abseihen.

Abkochung

Die jeweils angegebenen Pflanzenteile setzt man mit kaltem Wasser an, erhitzt sie und bringt sie langsam zum Kochen. Die Abkochung ist die bevorzugte Heilteezubereitungsweise für Wurzeldrogen, z. B. in der traditionellen chinesischen Medizin (TCM).

Aufguss

Für einen Kräuteraufguss übergießt man die empfohlenen Heilkräuter mit kochendem Wasser, lässt sie (meist zugedeckt) kurz ziehen, seiht dann ab und verfährt mit dem fertigen Aufguss genau nach Vorschrift.

Kaltauszug

Hierfür werden die angegebenen Heilkräuter mit kaltem Wasser angesetzt. Man lässt sie längere Zeit ziehen, seiht dann ab und erhitzt den Tee für die Anwendung auf Trinktemperatur (Augenlidprobe, siehe Seite 19).

t Tipp

Bewahren Sie die verschiedenen Heilkräuter in dunklen, gut verschließbaren Dosen an einem kühlen und trockenen Ort auf. Versehen Sie die Behälter mit Etiketten, auf denen der Name – eventuell mit der Heilwirkung – sowie das Verpackungsdatum des Krautes vermerkt sind.

Hausmittel für die äußerliche Anwendung

Unverdünnte bzw. mit Wasser verdünnte Kräutertees, natürlich ungesüßt, werden auch für Bäder, Waschungen, Dampfbäder, Wickel, Gurgellösungen, Mundspülungen, Inhalationen, Kräutersäckchen und Umschläge angewendet. Außerdem gehören die bereits erwähnten ätherischen Öle, geeignet für Dampfbäder, Einreibungen und Inhalationen (siehe Seite 66), ebenso in diesen Zusammenhang wie Badeextrakte und -öle sowie Emulsionen, Salben, Fluide, Geiste und Spiritus, die Sie genau wie die Aromaöle über den Fachhandel beziehen können. Bitte immer genauestens die Dosierungs- und Anwendungsvorschriften einhalten!

Abc der äußerlichen Anwendungen

Die folgende Übersicht gibt Ihnen einen Einblick in die Vielfalt der heilkräftigen Methoden, die uns mit den bewährten Hausmitteln zur Verfügung stehen. Alle schöpfen aus dem reichen Heilangebot der Natur: Licht, Luft, Wasser, Wärme und Heilpflanzen.

Armbad: reicht von der Hand bis zur Mitte des Oberarms. Wird mit kalter, warmer oder ansteigender (von 33 °C auf 42 °C) Temperatur verabreicht. Immer an beiden Armen anwenden!

Armguss: Ein kalter Wasserstrahl wird an der Außenseite des Armes bis zur Schulter und an der Arminnenseite wieder zurückgeführt. Immer beidseitig anwenden!

Augenspülung: für überanstrengte Augen und zum Entfernen von Fremdkörpern aus dem Auge. Hilfreich ist hierfür eine spezielle Augenbadewanne aus der Apotheke.

Beinguss: Ein kalter Wasserstrahl wird von der Ferse über die Kniekehle bis zur Hüfte und dann über Oberschenkel und Knie zur Fußsohle zurückgeführt. Immer beidseitig ausführen! Nicht anwenden bei Blasenleiden.

Brustwickel: reicht vom unteren Rippenbogen bis zu den Achseln. Wird kalt oder heiß verabreicht.

Einlauf: Maßnahme zur Enddarmspülung und -entleerung. Mittels eines speziellen Gefäßes (Irrigator, aus der Apotheke) wird Flüssigkeit in den Darm eingeleitet (siehe Seite 80 f.).

Manches der aufgeführten Mittel ist Nahrungsmittel und Heilmittel zugleich. Zu den Hausmitteln aus der Küche, mit denen sich zum Teil erstaunliche Heilwirkungen erzielen lassen, gehören nicht nur Gewürze und Kräuter, sondern auch Milch und Honig, Quark, Zwiebeln, Knoblauch sowie Kartoffeln und Kohl.

Hausmittel praktisch angewendet

Bei den einzelnen Beschwerdebildern (siehe Seite 38 ff.) ist genau beschrieben, wenn die jeweiligen Anwendungen etwa von den hier beschriebenen Verfahren abweichen. Und was Sie dabei im Einzelnen beachten müssen. Wichtig ist in jedem Fall, dass Sie die Vorgaben genau einhalten.

Fußbad: reicht vom Fuß bis eine Hand breit unter die Kniekehle. Wird mit kalter, warmer oder ansteigender (von 33 °C auf 42 °C) Wassertemperatur verabreicht. Immer beidseitig anwenden!

Ganzkörperwaschung: betrifft – außer Gesicht und Kopf – den ganzen Körper (siehe auch unter »Waschung«).

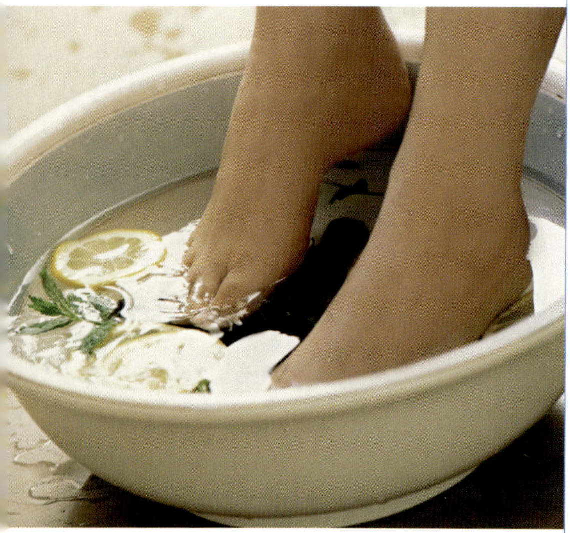

Ein Fußbad fördert die Durchblutung und wirkt sich reflektorisch auf den gesamten Organismus aus.

Guss: führt zu einer Umstimmung des Stoffwechsels und regt die Blutzirkulation an. Der Wasserstrahl eines Duschschlauchs (mit abgeschraubtem Brausekopf) soll dabei die entsprechenden Körperteile bespülen. Der Guss wird mit kaltem, wechselwarmem oder warmem Wasser verabreicht. Güsse sind eine Erfindung des Pfarrers Kneipp und führen nur zum gewünschten Erfolg, wenn die Anwendungsregeln genau beachtet werden.

Halswickel: Ein um den Hals gelegter Wickel wird bei Erkältungen im Mund- und Rachenraum angewendet.

Heublumenbad: mit Heublumen (Mischung verschiedener getrockneter Wiesenblumen, die eine schmerzlindernde und beruhigende Wirkung haben) angereichertes warmes Teil- oder Vollbad. Wegen der möglichen allergischen Reaktion bei Heuschnupfen nicht anwenden!

Heublumensack: mit Heublumen gefüllter Leinensack, der als Auflage entkrampfend, durchblutungsfördernd und schmerzlindernd wirkt (siehe Seite 46). Nicht bei Heuschnupfen auflegen!

Inhalation: tiefes Einatmen von aufsteigenden Dämpfen, vor allem bei Erkrankungen der Atemwege (siehe Seite 66). Bei kleinen Kindern mit Vorsicht anzuwenden!

Kartoffelsack: mit weich gekochten Kartoffeln gefüllter Leinensack als Auflage. Wirkt erwärmend und entkrampfend.

Kartoffelwickel: mit weich gekochten, zerstampften Kartoffeln gefülltes Leinentuch (siehe Seite 59) als Wickel angelegt.

Kneippsche Anwendungen: vom Wörishofener »Wasserdoktor« Pfarrer Sebastian Kneipp im 19. Jahrhundert entwickelte Heilverfahren nach natürlichen Grundsätzen. Sie umfassen u. a. Bäder, Güsse, Wickel, Wassertreten. Zu den fünf Säulen der Heillehre von Pfarrer Kneipp gehören neben der Wassertherapie auch die Ernährungs-, Bewegungs-, Ordnungs- sowie die Pflanzentherapie.

Leib- oder Bauchwickel: reicht vom Rippenbogen bis zur Schamgegend (siehe Seite 44 ff.).

Lendenwickel: reicht vom Nabel bis zur Mitte der Oberschenkel. Ist vor allem bei Blasen- und Nierenentzündungen geeignet.

Nasenspülung: Eine Flüssigkeit (z. B. Salzlösung, Kamillentee) wird zum Abschwellen der Schleimhäute durch die Nasenlöcher eingesaugt und wieder ausgestoßen (siehe Seite 77). Im Fachhandel sind dafür spezielle Gefäße erhältlich.

Nasse Socken: von Kneipp eingeführte Variante des Fußwickels mit Hilfe zweier (!) in kaltes Wasser (oder Essig, dann Essigsocken genannt) getauchter und nicht zu stark ausgewrungener Baumwollsocken. Die Socken werden die ganze Nacht über getragen.

Oberkörperwaschung: betrifft den Oberkörper bis zur Hüfthöhe einschließlich beider Arme (siehe auch unter »Waschung«).

Packung: andere Bezeichnung für Wickel oder Umschlag.

Quarkwickel: mit Quark gefülltes Leinentuch als Wickel angelegt. Wirkt entzündungshemmend, sehr bewährt z. B. bei Sonnenbrand.

Schenkelguss: Ein Wasserstrahl wird vom Vorfuß über die Außenseite des Beines bis zum Gesäß und dann an der Beininnenseite zur Ferse zurück geführt. Immer an beiden Beinen anwenden! Dient der Immunstärkung.

Senfwickel: Mit Wasser verdünntes Senfmehl wird auf ein Leinentuch gestrichen. Wirkt durchblutungsfördernd und antibakteriell.

Sitzbad: umfasst den Unterkörper ohne Beine und dient der gezielten Behandlung von Bauchorganen.

Tautreten: kurzes Gehen in taufeuchtem Gras. Dient der Abhärtung und der morgendlichen Belebung. Regelmäßig vorgenommen, stärkt

Info

In der Apotheke oder im Ayurveda-Fachhandel können Sie so genannte Nasenduschen kaufen, die Ihnen die Durchführung einer Nasenspülung erleichtern.

Info

Wickel sind Hausmittel, die mit viel Ruhe und Geduld angewandt werden sollten. Lassen Sie dem Körper Ihres Kindes Zeit, auf den Kälte- oder Wärmereiz zu reagieren und die Selbstheilungskräfte anzukurbeln.

Tautreten, genauso wie auch das Schneegehen, das Immunsystem. Wie ein Storch zu gehen, macht Kindern besonderen Spaß.

Trockenbürsten: Das Bürsten regt die Durchblutung und den Stoffwechsel der Haut an und dient der Entschlackung. Es wirkt insgesamt ausgleichend: bei Müdigkeit anregend, bei Nervosität beruhigend, niedriger Blutdruck wird aktiviert, erhöhter leicht gesenkt.

Umschlag: andere Bezeichnung für Packung oder Wickel.

Vollbad: Der ganze Körper bis zum Hals wird in das Wasser eingetaucht. Wirkt sehr entspannend. Keinesfalls länger als 20 Minuten anwenden, sonst wird der Kreislauf zu stark belastet! Die Temperatur sollte dabei immer gewissenhaft mit einem Thermometer kontrolliert werden.

Wadenwickel: reicht von der Knöchelgegend bis zur Oberkante der Waden, endet in jedem Fall unterhalb der Kniekehlen. Wadenwickel sind das Mittel der Wahl bei Fieber. Werden in der Regel kalt angewendet, nur bei Wadenkrämpfen mit heißem Wasser (36 bis 40 °C). Kalte Wadenwickel dürfen nie bei kalten Füßen, bei kalter Haut, Blasen- und Harnwegsentzündungen angelegt werden!

Waschung: Mit einem in Wasser eingetauchten und ausgewrungenen Tuch werden die entsprechenden Körperpartien befeuchtet, aber nicht frottiert. Wirkt regenerierend und kräftigend.

Wassertreten: Bewegung im Storchengang in wadentiefem Wasser bei 10 bis 18 °C, am besten im Freien.

Wechselbad: betrifft Arme oder Füße. Durch den Wechsel von kalt und warm wird der Kreislauf angekurbelt.

Wechseldusche: beginnt mit warmem Wasser und hört mit kaltem auf; in der Regel wird mehrmals gewechselt. Hilft gegen Schlafstörungen und bringt selbst Morgenmuffel mit niedrigem Blutdruck auf Trab.

Wickel: auch Packung oder Umschlag genannte Anwendung mit Tüchern, die bestimmt Körperteile oder ganze Körperzonen umfassen. Wickel werden im Bett verabreicht, entweder kalt, warm oder heiß. Sie müssen dicht an den Körper angelegt werden. Bitte unbe-

Wickeln leicht gemacht

- Mit den richtigen Tüchern wird das Wickeln ganz einfach. Achten Sie bitte auf reine Naturmaterialien, denn nur so kann der Wickel seine Wirksamkeit entfalten!
- Am besten schneiden Sie bereits an ihrem gesunden Kind die richtigen Wickeltuchgrößen zurecht, z. B. für Hals, Bein, Arm und Bauch. Dann haben Sie die Wickeltücher im Krankheitsfall gleich parat. Fertige Wickelsets erhalten Sie auch im Versandhandel oder in der Apotheke (Adressen Seite 94).
- Jeder Wickel besteht aus mindestens 2 Tüchern. Das Innentuch sollte so groß sein wie der zu behandelnde Bereich (z. B. beim Hals bis knapp vor der Wirbelsäule, siehe Seite 58).
- Tauchen Sie das Innentuch in den Wirkstoff bzw. tragen Sie den Wirkstoff darauf auf (z. B. Kräuteressenz, Quark, Öl). Bei Öl können Sie auch Kompressen oder Verbandmull verwenden. Für das Innentuch eignen sich folgende Materialien: Leinen, Molton oder Baumwolle für nasse Anwendungen; Bourette-Seide, Baumwolle oder dünn gestrickte Wolle für Öl- oder Quarkanwendungen. Beim Anlegen des Innentuchs immer darauf achten, dass es straff anliegt und sich keine Luftpolster darunter bilden.
- Das Außentuch sollte etwas größer sein als das Innentuch, es schließt den Wickel ab (keine Luftlöcher lassen!) und hält ihn warm bzw. schützt das Kind vor Zug und bildet einen Schutz für das Bett. (Bitte dafür niemals Plastik verwenden!) Gut geeignet sind Wolltücher, Schafwollschals u. Ä. Das Außentuch wird mit Klettband, Sicherheitsnadel, Leukoplast o.Ä. befestigt. Für Puls- und Wadenwickel bieten sich auch Pulswärmer oder abgeschnittene Wollsocken an.
- Zwischen Innentuch und Außentuch können Sie ein weiteres Tuch als Schutz legen, z. B. damit der Wollschal bei Ölkompressen nicht verfilzt. Als Zwischenlage zur Verstärkung der Wirkung eignet sich vor allem Heilwolle. Diese Rohwolle ist eine tierische Eiweißfaser und bewirkt eine intensive Durchwärmung.

Vor dem Wickeln:

- Zimmer gut lüften
- Alle Utensilien bereitstellen
- Eigene Hände anwärmen
- Kind zur Toilette schicken
- Kind über die Prozedur informieren, eventuell mit einer kleinen Geschichte (»Wir legen dir gleich den Wickel an, damit ...«, »Stell dir vor, der Zauberwickel kann ...«)
- Für Nachruhezeit sorgen

dingt beherzigen: Arm-, Bein-, Fuß- oder Pulswickel müssen – ebenso wie Güsse und Teilbäder – immer beidseitig durchgeführt werden, auch wenn sich nur auf einer Körperseite Beschwerden bemerkbar machen! Speziell nach den Empfehlungen von Pfarrer Sebastian Kneipp zusammengestellte Wickelgarnituren, bestehend aus jeweils zwei Leinentüchern und einem Wolltuch, erhalten Sie in den meisten Apotheken. Wickel immer in einem warmen Raum ohne Zugluft verabreichen!

t Tipps

- Bitte nehmen Sie Ihr Kind immer ernst: Wenn es den Wickel nicht will, versuchen Sie es zu überzeugen, aber zwingen Sie es niemals!
- Bei warmen Wickeln immer die Temperatur genau prüfen – am besten am eigenen Augenlid.
- Wickel auch bei schlafenden Kindern nach der Wirkzeit abnehmen.
- Wenn es juckt oder die Haut unter dem Wickel reagiert, den Wickel sofort abnehmen!

Tipps für die Hausmitteltherapie

- Eine genaue Betrachtung der Symptome ist notwendig, bevor Sie zum gezielten Einsatz von Hausmitteln schreiten.
- Seien Sie ein wenig geduldig. Hausmittel bringen nicht immer sofort den Umschwung. Ihre Wirkung ist meist langsam, aber dafür so gut wie ohne Nebenwirkung.
- Oftmals sind Hausmittel auch sinnvoll als begleitende Maßnahmen zur schulmedizinischen Therapie. Ein verantwortungsvoller Kinderarzt wird Sie bei der Anwendung natürlicher Heilmittel unterstützen.
- Halten Sie sich immer an die Anwendungsvorschriften, denn auch Hausmittel können bei falschem Gebrauch unerwünschte Nebenwirkungen hervorrufen. Denken Sie daran: Weniger ist mehr! Wenden Sie also stets nur jeweils ein Mittel zur Behandlung eines Symptoms an. Sie werden dabei auch Mittel finden, die gegen mehrere Symptome gleichzeitig wirken.
- Der Einsatz von Hausmitteln ist nur zur Ersthilfe oder bei Alltagsbeschwerden gedacht. Sollte innerhalb kurzer Zeit keine Besserung erfolgen oder treten sehr starke oder chronische Beschwerden auf, so ist unbedingt ein Arzt oder Heilpraktiker hinzuzuziehen.

- Erklären Sie Ihrem Kind immer, was jetzt mit ihm passieren wird und wozu das gut ist. Zwingen Sie Kinder zu nichts! (Siehe dazu auch das Kapitel »Kranke Kinder natürlich selbst behandeln« ab Seite 36.)
- Überprüfen Sie bei Anwendungen für Kinder immer die Temperatur! Bei Bädern empfiehlt sich der Unterarmtest, bei Wickeln und Tees die Überprüfung an Ihrem Augenlid. An diesen empfindlichen Körperstellen fühlen wir Erwachsenen die Temperatur ganz ähnlich wie die Kinder.
- Statt der fertigen Wickelsets aus der Apotheke gibt es auch einfache Alternativen: beispielsweise Stoffwindeln, die früher als Spucktücher verwendet worden sind. Sie lassen sich zerschneiden und wunderbar als Wickeltücher zweckentfremden. Für Wadenwickel bitte keine Handtücher nehmen, das mögen Kinder nämlich häufig nicht! Lieber mit Socken, Pulswärmern o. Ä fixieren.
- Heilwolle, die u.a. für Wickel empfohlen wird (siehe Seite 17), ist einmal gewaschene und gekämmte, unversponnene Schafwolle (Achtung, Allergiker!). Diese Rohwolle wirkt als tierische Eiweißfaser entzündungshemmend, heilungsfördernd und bewirkt eine Durchwärmung. Heilwolle ersetzt die Creme, da sie das natürliche Wollfett abgibt, und wird als Wickel bei Ohrenschmerzen, als Brustwickel bei Husten, bei wundem Kinderpo und gegen Pilzinfektionen sehr empfohlen.
- Im Kapitel »Kranke Kinder natürlich selbst behandeln« (siehe Seite 36ff.) finden Sie viele weitere praxiserprobte Ratschläge zum sachgerechten Umgang mit Ihren Kindern im Krankheitsfall.
- Denken Sie immer daran: Die beste Medizin heißt Vorbeugung. Dazu finden Sie entsprechende Hinweise im Kapitel »So bleiben Ihre Kleinen fit und gesund« ab Seite 20.

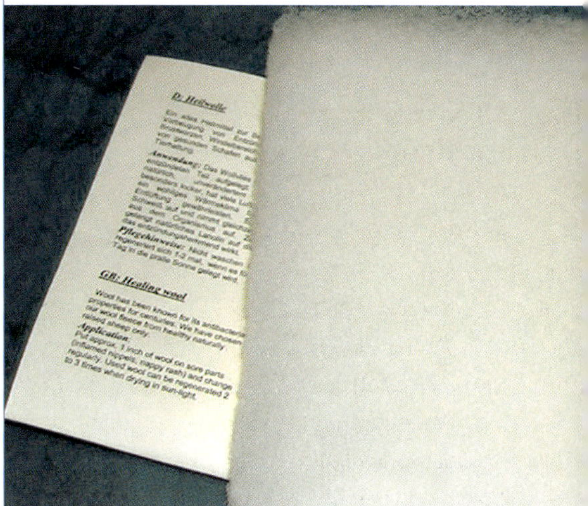

Heilwolle ist ein vielseitig einsetzbares Hausmittel. Auf Seite 94 finden Sie entsprechende Bezugsadressen.

So bleiben Ihre Kleinen fit und gesund

Luft, Licht, Sonne, Wind und Regen, Schulung des Immunsystems (früher nannte man das Abhärten), Ruhe, ausreichend Schlaf und das Beachten der natürlichen Rhythmen sowie eine gesunde Ernährung und eine möglichst unbelastete Umgebung – das sind die Grundlagen, die, neben einer entsprechenden Konstitution, die weitgehend stabile Gesundheit Ihrer Kinder garantieren können.

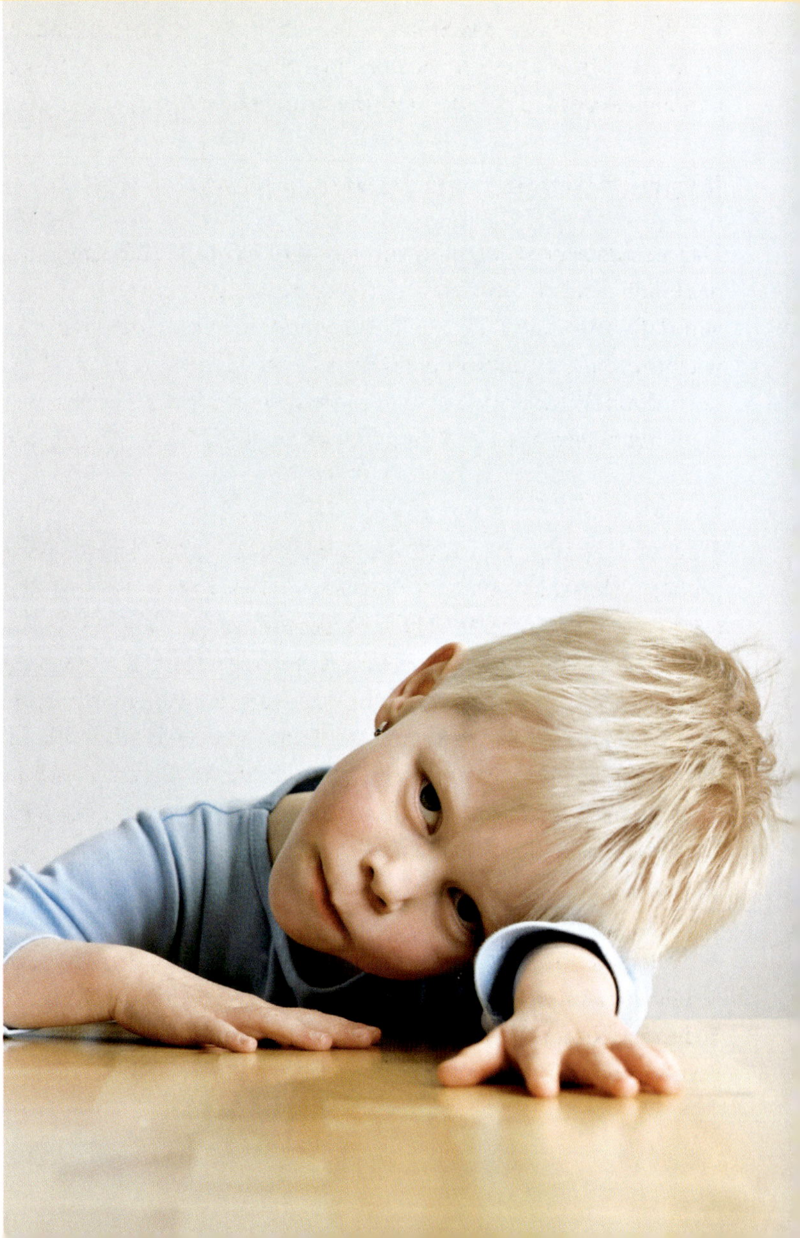

Das Immunsystem stärken

Kleine Kinder müssen ihr Abwehrsystem gegen Krankheiten und Krankheitserreger erst allmählich entwickeln. Als allererstes Mittel hat die Natur dafür das Stillen vorgesehen. Mit der Muttermilch erhält der Säugling direkt von seiner Mutter alles, was er zum Leben benötigt, einschließlich der wichtigen Abwehrstoffe.

Krankheiten und Allergien vorbeugen

Das »Abhärten« ist ebenfalls ein wichtiger Faktor für die Anregung des kindlichen Immunsystems, ebenso Kinderkrankheiten. Sie sorgen dafür, dass die quasi noch schlafende kindliche Abwehr aufwacht und eigene Abwehrstoffe entwickelt. Daher ist es bei Kindern doppelt wichtig, Infekten nicht gleich mit der chemischen Keule zu begegnen. Versuchen Sie lieber zuerst sanfte Hausmittel.

Allergieprävention bei Säuglingen und Kleinkindern

Das Wichtigste zu den auch bei Kindern immer häufiger auftretenden Allergien – einer Überreaktion des Immunsystems auf bestimmte körperfremde Stoffe (Antigene) – finden Sie unter »Allergien«, Seite 38 ff. Die folgenden Tipps zeigen Ihnen, wie Sie Ihr Kleinkind vor allergischen Reaktionen schützen können. Kein Kind kommt mit einer Allergie auf die Welt! Laut Studien lässt sich durch die empfohlenen Vorsorgemaßnahmen das Auftreten einer allergischen Ersterkrankung innerhalb der ersten drei bis fünf Lebensjahre vermeiden bzw. zumindest hinauszögern.

Tipps zur Vorbeugung gegen Allergien

- Stillen Sie Ihr Baby, wenn möglich, mindestens 6 Monate lang.
- Die Umgebung des Kindes sollte unbedingt nikotinfrei sein.
- Früher Kontakt mit Tieren und Tierhaaren (auch Fellen) sollte vermieden werden. Aus diesem Grund sollten Sie auch die Neuan-

Tipp

Die liebsten Kuscheltiere sollten Sie immer wieder einmal für einige Stunden in die Tiefkühltruhe legen, denn Kälte tötet Hausstaubmilben verlässlich ab.

Ausführliche Ernährungsvorschläge zur Vorbeugung von Allergien oder wenn diese bereits vorliegen finden Sie ab Seite 29.

t Tipp

Sie können den Kinderwagen mit Ihrem schlafenden Baby auch im Winter für ein, zwei Stunden ins Freie schieben, vorausgesetzt er steht geschützt und das Kind ist warm eingepackt. Ältere Kinder ab zwei Jahren sollten jeden Tag mindestens drei Stunden an die Luft, auch bei Wind und Wetter – mit der entsprechenden Kleidung.

schaffung eines Haustiers mindestens bis nach dem 1. Lebensjahr hinausschieben. Besonders Nagetiere (z. B. Ratten) haben in der Umgebung von Kleinkindern nichts zu suchen.

- Die Gestaltung des Wohnumfelds sollte möglichst hausstaubmilbenfrei sein. Ein allergiegerechtes Kinderzimmer ist stets trocken und gut belüftet, hat einen Fußboden (aus Stein, Holz, Linoleum oder Kork), den man feucht wischen kann, ein Bett ohne viele Kissen und Stofftiere, keine Tierfelle an Wänden oder auf Sesseln und insgesamt sollten möglichst wenig Sachen offen herumliegen.
- Meiden Sie zur schlimmsten Pollenflugzeit aushäusige Aktivitäten mit dem Kind und schließen Sie die Fenster am frühen Morgen.
- Wegen der Gefahr einer Nickelallergie wird davon abgeraten, bereits Kleinkindern Ohrlöcher stechen zu lassen.
- Verzichten Sie bei der Hygiene auf parfümierte Produkte sowie auf solche mit Milchbestandteilen. Zu häufiges Baden, womöglich im Schaumbad, zerstört den natürlichen Schutzmantel der Haut. Sie ist aber neben Milz, Lymphsystem und Darm ein wichtiges Organ der Abwehr. 2-mal pro Woche baden gilt heute als angemessen.

Was beim »Abhärten« hilft

- Wassertreten im Storchengang (Seite 16), möglichst in freier Natur, geht aber auch in der Badewanne
- Waschungen und Wechselduschen (Seite 16)
- Trockenbürsten (Seite 16)
- Tautreten auf der Wiese, im Winter Schneegehen
- Sauna und Dampfbad (mit dem Kinderarzt besprechen!)
- Ernährung entsprechend gestalten (z. B. viel natürliches Vitamin C, Seite 30 ff.)
- Stress nach Möglichkeit vermeiden, er schwächt das Immunsystem! Sagen Sie ruhig auch einmal Besuche ab und gönnen Sie den Kindern stattdessen Ruhe.

Alle diese Abhärtungen lassen sich kindgerecht und spielerisch durchführen. Zum Beispiel können Sie sich – auch zusammen mit Ihrem Kind – kleine Rituale ausdenken, denn Kinder lieben und brauchen Rituale!

Körper und Geist des Kindes stärken

Wir alle brauchen Phasen von Aktivität im Wechsel mit solchen der Ruhe. Wie unsere Mutter Erde schwingen auch wir Menschen mit den kosmischen Rhythmen. Im Leben Ihres Kindes ist dieser Rhythmus ebenfalls von ganz entscheidender Bedeutung.

Das gesamte Leben ist von natürlichen Rhythmen geprägt: Wechsel der Jahreszeiten, Mondzyklus, Schlaf-wach-Rhythmus, Menstruationszyklus der Frauen – um nur einige zu nennen. Auch Sie und Ihre Kinder können und sollen sich diesen Rhythmen nicht verweigern – sonst werden alle krank. Inzwischen gibt es sogar eine Wissenschaft, die sich damit befasst: die Chronobiologie.

Die natürlichen Rhythmen beachten

Solange Ihr Kind noch klein ist, müssen Sie dafür sorgen, dass sein Bedürfnis nach Ruhe ausreichend berücksichtigt wird. Und auch bei älteren Kindern müssen oft noch die Erwachsenen ein »Machtwort« sprechen. Das Schlafbedürfnis von Kindern ist allerdings unterschiedlich, beobachten Sie darum Ihr Kind genau und gehen Sie nicht stur nach Schema F vor. Im Abschnitt »Schlafstörungen« (siehe Seite 74ff.) finden Sie diesbezüglich gute Ratschläge.

Ruhezeiten müssen sein

Der meist unbeliebte Mittagsschlaf ist, besonders in den ersten Lebensjahren, für Kinder von unschätzbarem Wert (für viele Erwachsene ist er es lebenslang!). Versuchen Sie es aber ohne Zwang, denn schlafen kann man nur freiwillig. Auch hier raten wir wieder zu festen Ritualen. Beispielsweise tut eine freiwillige Mittags-»Ruhe«, vielleicht gemeinsam mit Mutter (und Vater), ganz ohne Buch, Kassette, Radio oder Fernseher, Ihrem Kind und Ihnen sehr gut und kann zu einer geliebten Ruheinsel im Tageslauf werden!

Die Jahreszeiten beachten

Ein Wort noch zu den Jahreszeiten: Versuchen Sie diese bewusst in Ihr Leben mit Kindern einzubeziehen. Kleine Rituale im Jahreskreis, die Dekoration der Wohnung, der Jahreszeit angemessene Kleidung, auch entsprechende Nahrungsmittel (siehe Seite 30 f.), all dies schärft die Achtsamkeit von Kindern für die natürlichen Zusammenhänge. Wann spenden Kerzen das Licht, wann ist alles sonnenhell? Wann braucht man eine Heizung, wann wärmt die Sonne? Wann holt man sich Schnittblumensträuße in die Wohnung, wann sind es bunte Blätter und Hagebuttenzweige, die in den Vasen stehen? Wann gibt es morgens einen warmen Brei, wann frische Beeren?

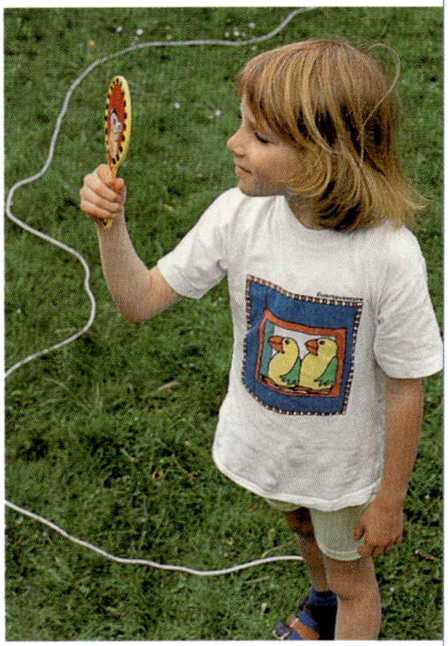

Grundsätzlich empfehlen wir: Überfordern Sie die Kinder nicht, sondern gönnen Sie ihnen das Kindsein (siehe dazu auch den Kasten »Kinder brauchen Zeit zum Träumen« auf Seite 35).

Kind sein dürfen

Der Umgang von Kindern mit elektronischen Medien ist ein Kapitel für sich. Alles rigoros zu verbieten, ist mit Sicherheit nicht die richtige Methode. Neueste Forschungen belegen, dass die Auswirkungen z. B. des Fernsehens auf Kinder nicht den von vielen erwarteten positiven Effekt für die kindliche Intelligenz oder besser die intellektuellen Fähigkeiten haben, sondern eher gegenteilige Auswirkungen. Überhaupt wird in der heutigen Zeit sehr einseitig Wert auf die intellektuelle Förderung der Kinder gelegt.
Wo ist im Kinderleben noch Platz für Muße, Langeweile (die erwiesenermaßen kreativ macht), Spiel und Phantasie? Wann und wo, womit und wodurch wird die emotionale, die mentale, die sinnliche, die musische, die seelische und die spirituelle »Intelligenz« gefördert? Ganz zu schweigen von der körperlichen – die Weisheit aus der Antike, dass ein gesunder Geist nur in einem gesunden Körper wohnt, hat heute wohl keine Gültigkeit mehr, oder gerade doch? Haltungsschwache, oft zu dicke Kinder sitzen permanent vor dem Computer, bewegen sich kaum noch, schon gar nicht an der frischen Luft, essen hastig Fastfood und trinken zuckersüße, aufputschende Getränke: Ist das unsere Vision vom Alltag unserer Kinder? Wenn Ihnen diese Entwicklung so fragwürdig erscheint wie uns, sollten Sie sich um eine Erziehungsweise bemühen, die alle Fähigkeiten und »Intelligenzarten« Ihres Kindes gleichermaßen fördert. Buchhandlungen bieten Ihnen dazu viele interessante Ratgeber.

Die gesunde Ernährung

Die gesunde Ernährung Ihres Kindes sollte bereits mit der Empfängnis beginnen. Bedenken Sie: Alles, was Sie jetzt als werdende Mutter zu sich nehmen, landet auch im Organismus Ihres Kindes!

Die Ernährung in der Schwangerschaft

Der früher gültige Ratschlag, während der Schwangerschaft für zwei zu essen, ist längst überholt. Heute empfiehlt man Schwangeren, die Energiezufuhr nur um ca. 300 Kilokalorien am Tag zu erhöhen, und das erst ab der zweiten Hälfte der Schwangerschaft. Aber wie alles, so sollte auch hierbei individuell gehandelt werden. Wer sich z. B. viel bewegt – was ja zu empfehlen ist –, verbraucht auch mehr Energie. Grundsätzlich ist eine vollwertige Ernährung von Anfang an sehr zu empfehlen. Die werdende Mutter braucht zusätzlich eine gute Versorgung mit »kritischen Nährstoffen«. An diesen darf in der Schwangerschaft keinesfalls ein Mangel bestehen!

Um neues Leben entstehen zu lassen, benötigt der Körper eine ganze Reihe von wichtigen Biostoffen. Wenn diese während der Schwangerschaft nicht ausreichend mit der Nahrung zugeführt werden, kann es zu zum Teil schwer wiegenden Problemen für Mutter oder Kind kommen.

»Kritische« Nährstoffe in der Schwangerschaft

Nährstoff	Quelle
Vitamin D	Sonnenlicht
B-Vitamine	Vollkorn- und Milchprodukte
Eisen	Vollkorngetreide und -brot, Hülsenfrüchte, frisches Obst (Aprikosen, Beerenobst) und grünes Gemüse
Kalzium	Milch und Milchprodukte, grünes Gemüse und Sesamsamen
Jod	Milch, Fisch und grünes Gemüse
Magnesium	Vollkorngetreide und -brot, Hülsenfrüchte (besonders Sojabohnen), grünes Gemüse, Kartoffeln und Bananen

In der Schwangerschaft meiden

- Alkohol und Nikotin
- Kaffee, Tee, Kakao
- Stark zuckerhaltige Getränke wie Cola und Limonaden
- Rohes Fleisch, rohe Wurst (immer beim Metzger nachfragen!), Innereien
- Rohmilch und Rohmilchprodukte (bei Käsesorten auf die Packungsangaben achten!)

Lieber auf Bio setzen

Die Qualität der Lebensmittel ist jetzt von ganz besonderer Bedeutung. Kaufen Sie möglichst Bioprodukte, am besten solche aus biologisch-dynamischer Landwirtschaft (Demeter). Nehmen Sie wirkliche »Lebensmittel« im wahrsten Sinne des Wortes zu sich, keine denaturierten Industrieprodukte oder Fertigkost. Auch Extreme (zu heiß, zu kalt, zu scharf, zu salzig, zu süß, zu sauer) sollten gemieden werden. Bestimmte Nahrungs- und Genussmittel sollten ganz tabu sein oder zumindest stark eingeschränkt werden (siehe Kasten oben, die letzten beiden Punkte wegen der Gefahr einer Lebensmittelvergiftung).

t Tipp

In einen speziellen »Still-Spielkorb« kommen z. B. Spielsachen für größere Geschwister, die es nur zur Stillzeit gibt. Und der »Still-Esskorb« enthält einen kleinen Snack für größere Hungermäuler.

Das Stillen

Es gibt nichts Besseres für das Kind als Stillen, vorausgesetzt die Mutter ist dazu problemlos in der Lage. Entscheidungsgrundlage dafür sollte immer sein, dass es beiden (!) dabei wirklich gut geht! Für die stillende Mutter gelten die gleichen Ernährungsempfehlungen wie in der Zeit der Schwangerschaft. Eine hohe Nährstoffdichte sowie die gute Qualität der Lebensmittel sind weiterhin besonders wichtig. Halten Sie sich warm, trinken Sie Warmes und essen Sie viel warme Speisen, z. B. Suppen. Kälte hemmt den Milchfluss, während

z. B. das Trinken von warmer Gemüsebrühe sich positiv auf die Milchbildung auswirkt. Einige Lebensmittel können beim Säugling Unverträglichkeitsreaktionen wie Blähungen und Bauchweh hervorrufen. Da dies individuell unterschiedlich ist, heißt es genau beobachten.

Zu den möglicherweise schwer verdaulichen Lebensmitteln gehören Lauch, Zwiebeln, Kohl, Knoblauch, Hülsenfrüchte und grobes Getreide. Aber auch Obst, Scharfes, Saures sowie kohlensäurehaltige und kalte Getränke führen möglicherweise bei Ihrem Säugling zu Irritationen. Achtung bei Spargel, der Genuss verändert den Geschmack der Muttermilch! Und Schokolade gilt übrigens als blähungsfördernd.

Stilltipps

- Gestalten Sie die Stillzeiten als persönliche Entspannungszeiten. Sitzen oder liegen Sie bequem, legen Sie leise, harmonische Musik auf, stellen Sie Telefon und Klingel ab. Diese Zeit gehört nur Ihrem Baby und Ihnen.
- Haben Sie ältere Kinder, können Sie die Stillzeit auch gut miteinander gestalten. Das sorgt dafür, dass die Geschwister weniger eifersüchtig auf den Nachwuchs sind.
- Es ist wichtig, dass Sie die durch das Stillen abgegebene Flüssigkeit wieder aufnehmen. Trinken Sie deshalb vor, während oder nach dem Stillen 1/8 bis 1/4 Liter warme Flüssigkeit.
- Empfehlung für einen milchbildenden Stilltee: Anis, Fenchel, Kümmel und Brennnessel zu gleichen Teilen wie üblich als Tee aufbrühen.

Die Ernährung im 1. Lebensjahr

Im ersten Halbjahr sollte, wenn möglich, das Kind voll gestillt werden. Besonders bei allergiegefährdeten Kindern (familiäre Veranlagung) werden die sechs Stillmonate sehr empfohlen, da Immungluboline (wertvolle Abwehrstoffe) mit der Milch von der Mutter auf das Kind übertragen werden. Damit ist das Baby vor zahlreichen möglichen Infektionen geschützt, bis das eigene Immunsystem aufgebaut ist.

Danach können Sie allmählich beginnen zuzufüttern. Die Kunst der Babyernährung liegt in der Langsamkeit und dem Wartenkönnen! Nach und nach, sozusagen schleichend, wird eine Milchmahl-

Einführung von Beikost nach dem 6. Monat

- Pro Monat maximal 1 neues Lebensmittel einführen (eventuell dazu ein Tagebuch führen)
- Lebensmittel aus biologischem Anbau verwenden
- Obst und Gemüse der Jahreszeit entsprechend wählen
- Nicht salzen
- Gemüse anfangs dünsten und sehr fein pürieren
- Getreide (Flocken, Mehl) gut durchkochen

Info

Milch ist die artgemäße Babynahrung im 1. Lebensjahr. Danach sollten Sie sie stark reduzieren! Milch ist kein Getränk, sondern ein Lebensmittel. Die Fähigkeit, Milch zu verdauen, geht nach dem 1. Jahr kontinuierlich zurück. Dann sind Joghurt und andere Sauermilchprodukte leichter verdaulich.

zeit nach der anderen durch Löffelmahlzeiten ersetzt, bis diese Umstellung mit dem 1. Lebensjahr abgeschlossen ist, außer vielleicht noch einer Milchflasche pro Tag. Man beginnt z. B. mit einer Gemüsemahlzeit am Mittag, dann kann am Abend eine Obstmahlzeit und schließlich am Morgen eine mit Getreide folgen. Prinzipiell empfehlen wir lieber frisch gekochte Babymahlzeiten, denn alle Gläschenkost ist konserviert, zu süß und zu salzig.

Nahrungsmittelallergien

Eine interessante Beobachtung in Bezug auf die Ernährungsabhängigkeit von Allergien ließ sich in Deutschland nach der »Wende« machen. Die Kinder in der DDR waren bis dato von Nahrungsmittelallergien nahezu verschont geblieben. Im wiedervereinten Deutschland hatten sie ihre Altergenossen in den alten Bundesländern aber diesbezüglich bald eingeholt. Experten sehen darin einen eindrucksvollen Beleg für den Zusammenhang zwischen Allergien und Ernährung. Sie führen die Tatsache, dass Allergien bei den ehemaligen DDR-Kindern sprunghaft anstiegen, darauf zurück, dass dort früher so gut wie keine denaturierten Fertiggerichte und Nahrungsmittel angeboten und konsumiert wurden, die dann nach der Wende sofort und unaufhaltsam ihren Weg in die fünf neuen Bundesländer genommen haben.

Einführung von Beikost bei allergiegefährdeten Kindern

- Möglichst 6 Monate lang voll stillen!
- Allergenarme, säurearme Lebensmittel wie Karotten, Kartoffeln, Äpfel, Birnen, Bananen, Zucchini, Reis, Sonnenblumenöl werden von Säuglingen meist gut vertragen.
- Alle Lebensmittel einzeln ausprobieren! Höchstens 1 neues Lebensmittel pro Monat (Tagebuch führen) auswählen.
- Zitrusfrüchte und -säfte nicht vor dem 9. Monat dem Kind zu essen bzw. zu trinken geben.
- Fisch nicht vor dem 10. Monat füttern.
- Eier sollten erst nach Beendigung des 1. Lebensjahres auf den Speiseplan des Kindes kommen.

Kindgerechte Getränke

- Solange das Baby gestillt wird, benötigt es normalerweise kein zusätzliches Getränk (außer therapeutische Teegaben, wie beispielsweise bei Bauchweh oder Blähungen).
- Gleichzeitig mit dem Zufüttern sollten Sie dem Kind immer wieder etwas zu trinken anbieten. Bei Teezubereitungen für dieses Alter gilt grundsätzlich die Regel: ganz dünn und ungesüßt!
- Ab dem vollendeten 1. Lebensjahr können Sie den Tee mit 1 Messerspitze Honig süßen, keinesfalls aber mit Zucker!
- Am besten geben Sie die Getränke zwischen den Mahlzeiten und nicht zum Essen, um eine vorschnelle Sättigung zu vermeiden.
- Teefläschchen sollte man dem Kind so früh wie möglich abgewöhnen. Auch wenn es sich um ungesüßte Flüssigkeiten handelt, ist die starke Verdünnung des Speichels ungünstig und wirkt sich negativ auf die Zahnentwicklung aus.

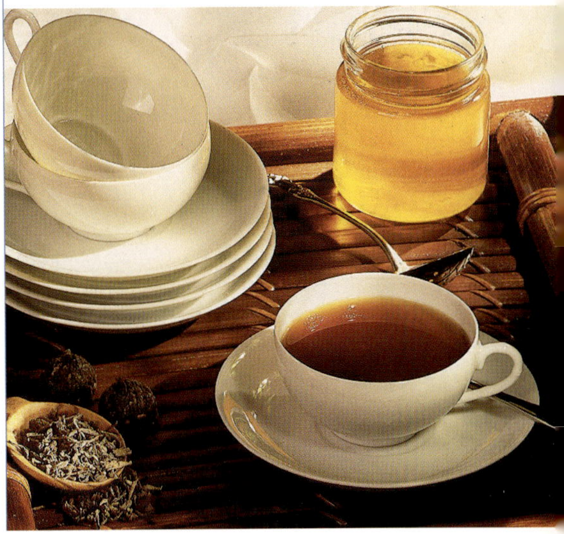

Früchte und Kräutertees sollten Sie Ihren Kindern von Anfang an möglichst ungesüßt – vor allem ohne Zucker! – geben. Wenn Ihr Kind älter als ein Jahr ist, , dann ist Honig, wenn überhaupt, das bessere Süßmittel.

Die Ernährung nach dem 1. Lebensjahr

Das ganzheitliche Ziel der Ernährung ist die Stärkung von Körper und Geist. Deshalb ist es so wichtig, bei der Ernährung ganz bewusst vorzugehen. Grundsätzlich empfehlen wir vollwertige, dem Lebensalter angemessene, frische und lebendige Lebensmittel zu verwenden, wenn möglich aus kontrolliert biologischem Anbau. Die Grundsätze der Vollwerternährung sollten auch in der Kinderernährung gelten.

Hier die wesentlichen Punkte in Kürze:

- Getreide und Getreideprodukte stellen eine wichtige Basis dar. Zwischen den einzelnen Getreidesorten sollte ständig gewechselt werden.
- Obst und Gemüse regional und der Jahreszeit entsprechend verwenden. Gestalten Sie das Angebot abwechslungsreich und bieten Sie die verschiedenen Früchte und Gemüse zum Teil gedünstet, zum Teil als Rohkost an.
- Bevorzugen Sie bei Speisefetten hochwertige pflanzliche Öle und in Maßen gute Butter als Streichfett. Gut zu wissen: Mandeln, Nüsse, Sesam und andere Samen sind hochwertige Eiweiß- und Mineralstofflieferanten.
- Zu tierischen Lebensmitteln ist zu sagen: Milch sollte mit zunehmendem Alter immer weniger verwendet werden, sie ist ein Lebensmittel und kein Durstlöscher! Fleisch und Fisch wird nur in kleinen Mengen zubereitet und niemals scharf angebraten! Gegrilltes und Gebratenes – wenn überhaupt – nicht vor dem 4. Lebensjahr anbieten! Wurst und Wursterzeugnisse sollten Sie möglichst ganz meiden, sie sind zu fett, zu salzig und haben zu viele Zusatzstoffe.
- Man kann wunderbare pflanzliche Brotaufstriche selbst herstellen (mit den Kindern!) oder kaufen. Außerdem gibt es ja noch Käse und Milchprodukte.
- Sehr gerne mögen Kinder auch etwas Warmes am Abend. Entweder eine Suppe oder Gemüse, einmal mit Getreide, einmal mit

Das Naturprodukt Honig sollte wegen möglicher Bakterien Kindern erst ab dem 1. Lebensjahr gegeben werden. Und dann auch nur in Maßen, denn er enthält neben vielen wertvollen Inhaltsstoffen auch reichlich Zucker!

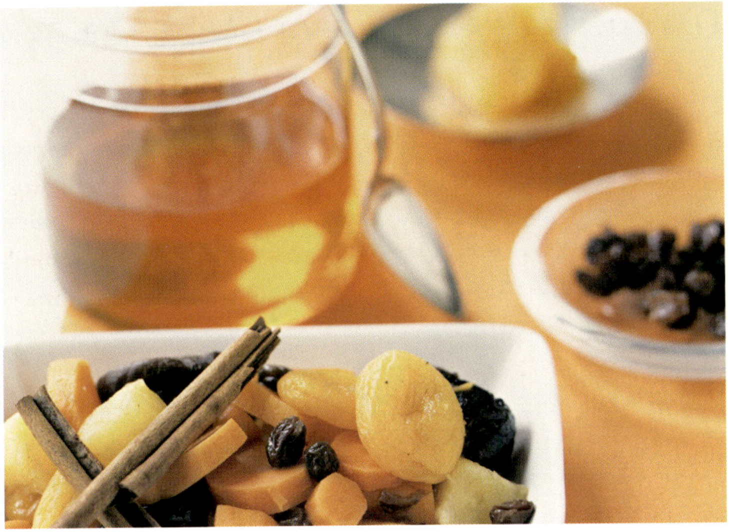

Süßes Obst – beispielsweise als Obstsalat oder im Müsli – sowie Trockenfrüchte sind eine gesunde Alternative zu Schokolade, Bonbons und anderen Süßigkeiten.

(Vollkorn-)Nudeln. Zum Frühstück gibt es im Sommer z. B. Müsli mit Obst, Joghurt oder Sahne, im Winter einen warmen Hirse- oder Dinkelbrei – und schon haben Sie die übliche deutsche kalte Küche mit Wurst- und Käsebroten lecker und vollwertig umgangen.

- Kinder (und nicht nur sie) mögen nun mal gerne Süßes. Um dieser Geschmacksrichtung entgegenzukommen, bieten Sie der Jahreszeit entsprechend viel frisches Obst an, zudem Trockenfrüchte und kleine Mengen Honig. Vollrohrzucker, Ahornsirup und Fruchtdicksäfte eignen sich gut zum Backen und für Desserts. Süßigkeiten sollten niemals als Erziehungsmittel herhalten! Und auch Dogmatismus ist hierbei, wie überhaupt in Ernährungsfragen, nicht angebracht! Je älter die Kinder werden, desto selbstbestimmter sind sie – auch beim Essen. Das wiederum verlangt eine große Flexibilität der Eltern, was nicht immer ganz einfach ist.
- Getränke sollten Sie zwischen den Mahlzeiten anbieten und nicht zum Essen. Verzichten Sie auf eisgekühlte, stark gesüßte Getränke und unverdünnte Fruchtsäfte. Letztere sind mit ihrem Überangebot an Nährstoffen u.a. (auch für Erwachsene!) viel zu konzentriert und

Auch Jamie Oliver, der Shootingstar der Kochszene, findet, dass Erwachsene die Aufgabe haben, Kinder für alle Aspekte des guten (= wohlschmeckenden und gesunden) Essens zu begeistern, jenseits von Nuggets und Pommes. Deshalb hält er das gemeinsame Kochen mit Kindern für ganz grundlegend. Immerhin hat sein öffentliches Engagement für gutes Essen das englische Parlament veranlasst, für die Ernährungsumstellung an Englands Schulen 300 Millionen Euro locker zu machen!

Kindertee für die ganze Familie

- Ein Kindertee (nach Apotheker Mannfried Pahlow), der sich als »Haustee« auch als tägliches Getränk für die ganze Familie eignet, besteht aus Himbeerblättern, gemischt mit der doppelten Menge Brombeerblättern und kann nach Belieben und der Jahreszeit entsprechend noch mit Pfefferminze, Melisse, Malvenblüten, Hagebutten (besonders reich an Vitamin C!), Lindenblüten, Birkenblättern und anderen Kräutern gemischt werden.
- Sie können diese Teegrundstoffe z. B. mit Ihren Kindern zusammen sammeln (aber bitte nur an Orten, die natürlich und ökologisch unbedenklich sind!) und trocknen.
- Der Tee, reich an Mineralstoffen, Spurenelementen und Vitaminen, ist auch gut als Frühstücksgetränk für die ganze Familie geeignet.
- Er kann nach Wunsch mit etwas Milch, Honig oder Zitrone abgeschmeckt werden und ist für Kinder zum Frühstück besser geeignet als Milch.

t Tipp

Lieber gleich auf kleine Gläser umsteigen! Mit Mamis Hilfe geht auch nichts zu Bruch. So genannte Trinklerntassen sind meist aus Plastik und haben Schnäbel – gleicher Effekt wie beim Fläschchen! Bedenken Sie: Ihr Kind kann leicht ein kleines Glas halten und das kippt auch nicht so schnell um wie ein Plastikbecher.

überfordern damit die kindlichen Nieren. Außerdem sind sie mit ihrem unverhälnismäßig hohen Gehalt an Fruchtzucker geradezu katastrophal für die Zähne. Bieten Sie Ihrem Kind daher lieber warme Getränke wie Kräuter- und Früchtetees an bzw. verdünnte Fruchtsäfte (Saftschorlen). Gerne trinken die Kleinen auch einen warmen Früchtepunsch mit Gewürzen (übrigens ein guter Tipp für den Kindergeburtstag!).

Kinder zum gesunden Essen motivieren

Mit diesen allgemeinen Ratschlägen für die Kinderernährung wollen wir es hier bewenden lassen. Es gibt spezielle Ratgeber, beispielsweise zur Vollwerternährung für Kinder, die sehr informativ und anregend sind. Sie können versuchen, Ihre Kinder für gesunde Ernährung zu interessieren und zu motivieren. Hierzu einige Anregungen:

- Die Eltern sollten als Vorbild dienen.
- Essen soll Spass machen und gut schmecken.
- Kinder sind kritisch: Zeigen Sie Zusammenhänge zwischen Umwelt, Ernährung und Gesundheit in spielerischer Form auf. Regen Sie solches auch in Kindergarten und Schule an.
- Ermutigen Sie Ihr Kind zur Eigeninitiative. Beteiligen Sie es z. B. am Einkaufen und Kochen (aber natürlich auch am Aufräumen und Abwaschen!).
- Es gibt sehr schöne und lustige Kochbücher für Kinder. Unterstützen Sie Ihr Kind bei solchem Tun.

Essen und Gastfreundschaft sind zwei Dingen, die ganz eng zusammengehören. Geben Sie Ihren Kindern deshalb die Chance, das gemeinsame Essen mit Gästen zu Hause in der Familie zu erleben, sie werden es im Leben weiter pflegen.

Gesundes Essverhalten

Zu guter Letzt noch ein paar Sätze zum »Wie« beim Essen. Heute ist es ja anscheinend nicht mehr so selbstverständlich wie früher, dass die ganze Familie gemeinsam am Esstisch zusammenkommt. Esskultur ist aber ein wichtiges traditionsreiches Gut, das es nach Möglichkeit zu pflegen und zu bewahren gilt: Versuchen Sie deshalb, wenigstens einmal am Tag mit der ganzen Familie zusammen eine Mahlzeit einzunehmen. Ihr Vorbild prägt das Essverhalten Ihrer Kinder entscheidend!

Rituale am Esstisch

Grundlegend sind auch Rituale rund ums Essen, dazu gehören beispielsweise der Ausdruck der Dankbarkeit und das Segnen. Wenn Ihnen das Sprechen eines Tischgebetes zu traditionell scheint, gibt es auch andere Möglichkeiten des gemeinsamen Feierns – ein Lied, ein Spruch, das Fassen an den Händen und das Guten-Appetit-Wünschen – alles ist schöner, als das Essen achtlos und lieblos in sich hineinzuschlingen.

Gesunde Lebensweise – ein Ausblick

Die aktuelle Gesundheitssituation unserer Kinder ist hierzulande, trotz der günstigen sozialen und materiellen Bedingungen im Vergleich zur »Dritten Welt«, gar nicht zufrieden stellend – weder das körperliche noch das psychische Wohlbefinden unserer Kleinen.

- Etwa zehn Prozent der Kinder und Jugendlichen leiden an chronischen Krankheiten (Asthma, Neurodermitis, Herz- und Lungenkrankheiten, Fettleibigkeit, Diabetes, Essstörungen wie Bulimie).
- Etwa zehn bis zwölf Prozent der Kinder im Grundschulalter und 15 Prozent der Jugendlichen leiden unter verschiedenartigen psychischen Störungen (im Bereich Wahrnehmung, Emotion und Sozialverhalten), davon sind ungefähr fünf Prozent therapiebedürftig.
- Psychomotorische Störungen wie Kopfschmerzen, Nervosität, Unruhe, Schlafstörungen oder Rückenschmerzen sind in den letzten Jahren stark angestiegen.
- Und schließlich nehmen auch Suchtkrankheiten ständig zu.

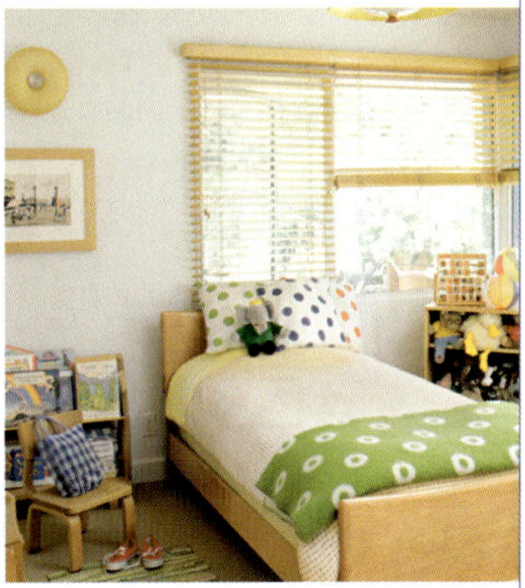

Kinder brauchen genügend Freiraum, um sich zu entwickeln – das gilt auch für das Kinderzimmer. Es sollte nicht zu überfrachtet mit »fertigen« Spielsachen sein, sondern dem Kind auch die Möglichkeit bieten, seine Kreativität zu entfalten.

Was die Gesundheit der Kinder beeinträchtigt

Was Kindern wohl vor allem zu schaffen macht, sind die im Vergleich zu früher veränderten Lebensformen, die dazu geführt haben, dass Kinder heute weniger Unterstützung durch ihre Familie erhalten. Dazu kommen psychische und soziale Überforderung in Schule und Familie, allgemeine Orientierungsprobleme (ein Kind muss schließlich erst einmal lernen, die zugestandene Freiheit auch auszuhalten). Überdies nagt die Umweltverschmutzung an der Gesundheit unserer Kinder.

Die heutige Lebensweise ist der Gesundheit nicht zuträglich. Wir sind eine kurzatmige Gesellschaft: zu viel essen und zu wenig Bewegung. Ruhe und Entspannung kommen zu kurz. Dafür sind »Stress« und »Krise« heute selbst für Kinder keine Fremdwörter mehr.

Neue Wege der Erziehung

Dass die pädagogischen Konzepte heute sehr einseitig an der intellektuellen Förderung der Kinder ausgerichtet sind, wurde bereits an anderer Stelle besprochen (siehe Seite 24). Wir brauchen aber dringend neue Wege, um ihnen zu helfen, auch ihre emotionalen und geistigen Potenziale zu entwickeln und zu verwirklichen. Glücklicherweise zeichnet sich eine Entwicklung ab, in der eher Einfühlung als Kontrolle gefordert ist, mehr intuitive Strategien anstelle intellektueller Konzepte verlangt werden. Gefühltes und Empfundenes prägt die Kinder wesentlich stärker als manch Gesagtes und Erklärtes. Lebenskunst und Lebensfreude im Elternhaus sind um vieles wichtiger und wohltuender als beispielsweise sich aufopfernde Eltern, die Schuldgefühle in ihren Kindern wecken, oder überängstliche Eltern, die Unsicherheiten weitergeben. Nicht zu vergessen eine neue »Einfachheit« jenseits des einseitig materiell ausgerichteten Massenbewusstseins.

Kinder brauchen Zeit zum Träumen

- Lassen Sie Ihrem Kind genügend unverplante Zeit für selbst bestimmte Aktivitäten oder um einfach die Seele baumeln zu lassen.
- Berücksichtigen Sie seine individuellen Bedürfnisse.
- Spornen Sie es an (durch Ihr Vorbild?), sich ausreichend zu bewegen. Kinder ab 6 Jahren können ohne weiteres zum Nordic Walking oder Joggen mitkommen.
- Bieten Sie ihm Möglichkeiten für ein ausgewogenes Maß an Anspannung und Entspannung (z. B. Yoga, Atemübungen, Qi Gong, Massage, Phantasiereisen, Entspannungsgeschichten, Sauna, wohl tuende Düfte usw.).
- Passen Sie aber auf, dass Ihr Kind vor lauter Freizeitaktivitäten noch ausreichend Zeit für eigenes Spielen hat.

Es ist schnell passiert, dass Eltern zu viel Gutes für ihre Kinder wollen – und sie damit förmlich erdrücken oder völlig überfordern. Kinder richtig zu fördern heißt auch, dass sie genügend Freiraum für sich selbst haben und nicht von einem – gut gemeinten – Termin zum nächsten hetzen müssen.

Kranke Kinder natürlich selbst behandeln

Fieber hält sich nicht an Sprechzeiten: Zahnschmerzen kommen am Wochenende und die Übelkeit beginnt nachts! Keine Panik, mit unseren Hausmitteln haben Sie als Eltern immer sofort Hilfe parat und können Ihr Kind unterstützen, die Heilung beschleunigen oder die Zeit bis zum Arzttermin überbrücken.

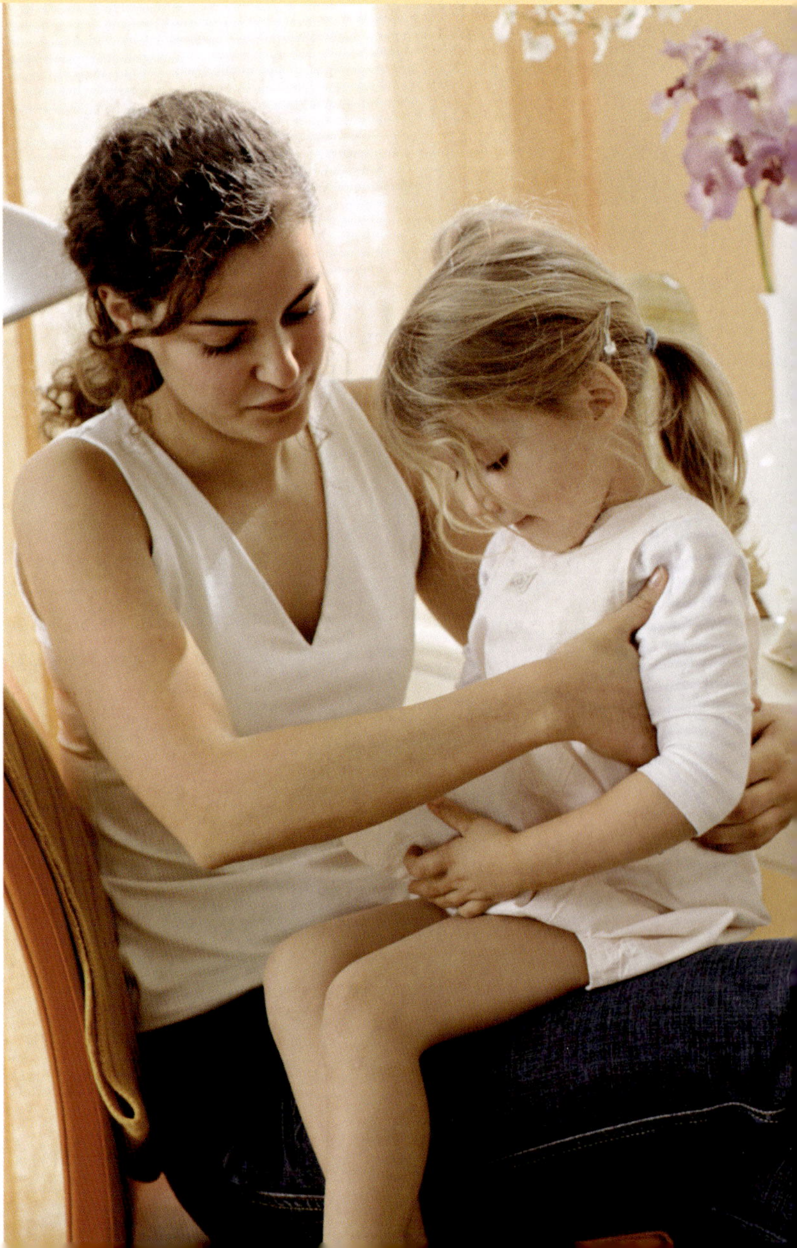

Wenn Ihr Kind krank wird

Wenn das eigene Kind krank ist, bringt es immer den Zeitplan durcheinander! Manche Eltern können dann nicht arbeiten, weil die Kinder nicht in die Krippe, den Kindergarten oder in die Schule können. Aber Ihr Kind braucht Sie jetzt dringend. Physisch wie psychisch! Bitte lassen Sie alles andere beiseite und konzentrieren Sie sich ganz auf Ihr Kind. Begleiten Sie es während seiner Krankheit, damit es ihm so gut wie möglich dabei geht.

Per Gesetz muss Ihr Arbeitgeber Sie im Krankheitsfall Ihres Kindes freistellen – jedem Elternteil stehen jährlich zehn bezahlte (Netto-Verdienstausfall bei Krankheit des Kindes) Krankheitstage für seinen Nachwuchs zu.

Am Krankenbett

Bedenken Sie vor allem: Ihr Kind ist krank geworden, weil Seele und Körper aus dem Gleichgewicht geraten sind. Eine Krankheit ist immer ein äußeres Anzeichen für ein inneres Problem. Geben Sie deshalb Ihrem Kind das Gefühl, dass diese Krankheit eine Chance ist – um gestärkt daraus hervorzugehen. Sprechen Sie über Probleme, über schöne und schlechte Dinge in Ihrem Familienleben. Manchmal erwarten Sie am Krankenbett Überraschungen! Sehen Sie das als eine Möglichkeit, Ihrem Kind näher zu kommen.

- Untersuchen Sie Ihr Kind bzw. fragen Sie es genau, was ihm fehlt. Z. B. sollten Sie je nach Krankheitsbild die Lymphknoten abtasten, in den Hals schauen oder Fieber messen. Am besten Sie notieren die Ergebnisse, dann haben Sie die Daten für den Kinderarzt parat und sehen selbst, wie sich die Krankheit entwickelt.
- Bleiben Sie bei Ihrem Kind! Notfalls funktionieren Sie das Elternbett zur Krankenstation um. Wenn Ihr Kind einschläft, bleiben Sie in der Nähe. Bei Kindern unter zwei Jahren empfiehlt sich das Tragetuch als »Krankenbett«.
- Beschäftigen Sie Ihr Kind, damit ihm nicht langweilig wird. Schöne Spiele für das Krankenbett sind z. B. Finger-Schatten-Spiele, Kasperltheater, Sing-Fingerspiele. Zudem sollten Sie Geschichten vorlesen.

Für größere Kinder ab sechs Jahren bieten sich auch Kassetten-Hörspiele an. Wenn Ihr Kind schon fitter ist, kann es auch basteln, Papier falten oder malen. Der Fernseher muss nicht laufen! Falls Ihr Kind danach verlangt, begrenzen Sie die Fernsehzeit auf maximal 30 Minuten, denn Fernsehen strengt an.

Abc der Kinderkrankheiten

Allergien

Reagiert der Körper eines Kindes mit einer Allergie, bedeutet das, er reagiert »anders« als normal. Allergene lösen bei Allergikern eine Überreaktion des Immunsystems aus, es werden zu viele Antikörper gegen das Allergen im Blut gebildet. Es gibt drei Gruppen von Allergenen: Nahrungsmittelallergene (z. B. Kuhmilch, Nüsse, Weizenmehl, Farb-, Konservierungsstoffe), Kontaktallergene (z. B. Cremes, Seifen, ähterische Öle, Metalle, chemische Farbstoffe) und Inhalationsallergene (Pollen, Milben, Tierhaare).

Warum immer mehr Kinder allergisch reagieren, kann die Wissenschaft noch nicht erklären. Klar ist aber: Umweltgifte, schlechte Ernährung, die familiäre Neigung zu Allergien und seelischer Stress spielen eine Rolle. Überlegen Sie gemeinsam mit Ihrem Kind: Kann es eine bestimmte Person nicht leiden? Oder reagiert es allergisch auf eine Situation? Manchmal wollen Kinder auch über ihre Allergie Aufmerksamkeit erzielen. Reden Sie darüber, suchen Sie andere Möglichkeiten, das Problem zu lösen. Da Allergien eine Überreaktion des Immunsystems sind, können Sie vorbeugend die kindlichen Abwehrkräfte durch Hausmittel harmonisieren.

Tipp

Vorbeugen ist besser: Stillen Sie Ihr Kind ein halbes Jahr voll. Langsam zufüttern – pro Monat eine neue Zutat – und noch bis ins 2. Lebensjahr weiterstillen. Gerade bei allergieanfälligen Familien ist das die beste Prävention (siehe auch »Die gesunde Ernährung«, Seite 25 ff.).

Fußbäder mit Senfmehl

Die Senfpflanze ist eine der ältesten Heilpflanzen. Aus den rot- bis schwarzbraunen Senfsamen wird durch Trocknen und Zermahlen das schwarze Senfmehl gewonnen. Mit Wasser angerührt, werden die scharfen Senföle frei. Sie reizen die Haut und wirken stark durchblutungsfördernd.

- Allergikerkinder haben oft einen gestörten Wärmehaushalt. Warme Fußbäder regen die Durchblutung und den Stoffwechsel an. Bei Babys und Kleinkindern empfiehlt sich ein Fußbad mit Lavendelöl. Eimer oder Schüssel mit 37 °C warmem Wasser füllen, 1 bis 2 Tropfen reines Lavendelöl zugeben. Füße 5 bis 10 Minuten ins Wasser halten. Am besten setzen Sie Ihr Baby oder Ihr Kind auf Ihren Schoß und lassen es plantschen.
- Für Kinder ab 6 Jahren verwenden Sie schwarzes Senfmehl (Ausnahme: Allergie gegen Senfmehl = Kreuzblütler! Alternative: Totes-

Meer-Salz). 38 °C warmes Wasser in einen Eimer füllen. Ca. 3 Esslöffel schwarzes Senfmehl mit einem Kochlöffel vorsichtig einrühren. Senfmehl nicht in Kontakt mit Schleimhäuten bringen und nicht als Schwangere damit hantieren! Senfmehl rötet die Haut und kann bei zu langer Anwendung zu Verbrennungen führen. Sagen Sie Ihrem Kind, dass das Fußbad etwas brennen wird. Nicht länger als 8 Minuten anwenden. Füße gründlich nachspülen und mit Öl (z. B. Lavendelöl) einreiben. Warme Socken anziehen.

Teemischungen für Allergiker

- Bei allergischem Asthma legen Sie unterstützend Quark- und Zitronenwickel (siehe »Husten«, Seite 64) an.
- Spezielle Kräuterteemischungen helfen dem Kind, den Schleim aus den Bronchien abzuhusten, und lösen die Verkrampfung im Brustraum.

Krampflösender Tee: Holunderblüten, Huflattichblätter und Fenchelsamen im Verhältnis 60 : 30 : 10 mischen.

Schleimlösender Tee: Huflattich- und Spitzwegerichblätter zu gleichen Teilen mischen.

Zubereitung: je 1 Teelöffel Kräuter mit 1/2 Liter kochendem Wasser aufgießen und wie gewohnt vorgehen (siehe Seite 11). 1 Tasse schluckweise über den Tag verteilt trinken lassen.

Kompressen und feuchte Auflagen bei Hautallergie

- Juckende Haut ist für Kinder eine Qual. Schnelle Abhilfe bringen feuchte Auflagen mit Stiefmütterchenaufguss (bei nässendem Ekzem) oder Lavendelöl (wirkt desinfizierend).
- Bei rotem Babypo empfehlen Hebammen Eichenrinden- oder Gänseblümchenaufgüsse. Einen Tee aus Eichenrinde oder Gänseblümchen zubereiten und damit die Windelgegend abtupfen. So trocknen nässende Ekzeme aus, die Haut kann heilen. Am besten Heilwolle (siehe Seite 61, Achtung bei Wollallergie!) oder Naturseide zwischen Haut und Windel legen. Als Creme empfiehlt sich

Leidet Ihr Kind ständig unter allergischen Hautekzemen, kann nur eine Behandlung beim Hautarzt helfen. Vorab sollten Sie einen Speiseplan aufstellen, um Hinweise auf Nahrungsmittelallergien zu finden. Hilfreich kann auch eine Ausleitung von Schwermetallen aus dem Körper (durch den Heilpraktiker) sein.

Was Allergien vorbeugt: viel Bewegung, viel frische Luft und ausgewogene Ernährung! Zucker durch Honig oder getrocknete Früchte ersetzen. Kaufen Sie lieber Biogemüse und -obst, wegen der Spritzmittel. Ersetzen Sie Kuhmilch durch Reismilch und sparen Sie mit Salz beim Kochen. Und machen Sie mit Ihrem Kind einmal eine Klimakur am Meer oder im Gebirge.

Auch wenn Sie es nicht gerne sehen, dass Ihr Kind mit dem Essen spielt – ein bisschen sollte erlaubt sein. Nur so lernen Kinder den Umgang mit der Nahrung. Sie dürfen ruhig mal mit den Fingern nach den Nudeln greifen, sie zermantschen oder die Kartoffeln von einer Hand zur anderen werfen. Klare Regel aber: nicht auf den Boden, und alles, was berührt wird, wird gegessen!

Beinwellsalbe (in der Apotheke oder über www.hausgeburten.de zu beziehen), sie enthält genau wie Heilwolle das natürliche Hautfett.

■ **Wichtig:** Viele Salben für den Babypo enthalten Zinkoxid. Was früher als entzündungshemmend galt, wird heute eher als allergieauslösend angesehen. Deshalb Vorsicht mit Zink in der Creme, Packungsbeilage oder Inhaltsstoffeverzeichnis gut durchlesen!

Appetitlosigkeit

Gestern einen Berg voll Nudeln und heute nur ein paar Bissen von den Kartoffeln? Keine Angst, Ihr Kind verhungert nicht. Unterschiedliche Essmengen bei Kindern sind normal. Ein gesundes Kind wird sich das holen, was sein Körper braucht. Doch das ist meistens weniger, als Erwachsene denken. Erste Regel gegen Appetitlosigkeit bei Kindern ist deshalb: keine Vorwürfe, keine Sätze wie »Du isst deinen Teller leer!«, kein Druck. Geben Sie Ihrem Kind kommentarlos den Teller, gefüllt mit höchstens vier Esslöffeln der Speise, und akzeptieren Sie einfach, wenn Ihr Kind schon nach zwei Löffeln sagt: »Mama, ich bin satt!« Das nächste Mal will es vielleicht nochmal einen Nachschlag.

Zwingen Sie Ihr Kind nie zum Essen! Das gilt vor allem dann, wenn es krank ist oder sich gerade von einer fiebrigen Erkrankung erholt.

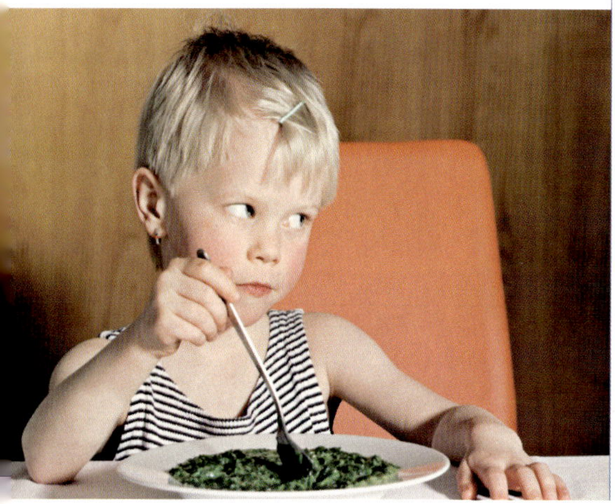

Sorgen Sie für eine ruhige und entspannte Atmosphäre am Tisch: nicht über Probleme reden, auch unter den Erwachsenen nicht streiten. Vielleicht findet Ihr Kind auch Spaß daran mitzukochen? Auch wenn Sie länger für das Vorbereiten brauchen werden, Selbstgekochtes schmeckt auch besser.

Nach fiebrigen Erkrankungen braucht der Körper Zeit, um den natürlichen Appetit wieder zu erlangen. Er ist einfach noch zu sehr mit der Krankheit beschäftigt, wenig essen ist daher sinnvoll.

Hat Ihr Kind aber ständig keinen Appetit, lassen Sie durch ein Blutbild beim Arzt einen Mangel an Mineralien oder eine Entzündung ausschließen.

Nahrung als Appetitanreger

- Kinder lieben buntes, süßes Essen. Doch Süßigkeiten und zuckerhaltige Getränke, wie sie heute im Überfluss vorhanden sind, bremsen eher den gesunden Appetit. Ein Kleinkind kann nach einem kleinen Glas Limo schon satt sein!
- Die Natur hält viele gesunde Appetitanreger bereit: Orangen enthalten viel Vitamin C, wirken appetitanregend und fördern die Bildung von Verdauungssäften. Lassen Sie Ihr Kind 1 Glas Orangensaft (am besten frisch gepresst, ohne Zuckerzusatz) vor der Hauptmahlzeit trinken.
- Süße rote Kirschen machen Lust auf mehr und regen auch den Stoffwechsel an, was wiederum Hunger macht. Heidelbeeren stimulieren den Appetit. Getrocknete Feigen schmecken süßlich, helfen gegen Übersäuerung und bringen die Verdauung auf Trab.
- Bei Kindern, die sehr schlecht essen, empfiehlt es sich, die Mahlzeiten auf 3 pro Tag zu beschränken. Kein Snack dazwischen! Dann kommt der Hunger zur nächsten gemeinsamen Mahlzeit bestimmt.

Verdauungssäfte anregen

- Apfelschnitze regen die Verdauungssäfte auf natürliche Art an.
- 1/2 rosa Grapefruit oder 1 Teelöffel Preiselbeerkompott schmecken auch kleinen Kindern und wirken bei Appetitlosigkeit.
- 1 Glas »Appetitanreger« vor jedem Essen trinken lassen, z. B. Schlehenwasser (WELEDA-Schlehenelixier mit Wasser verdünnt) oder Pomeranzenwasser (20 Tropfen Pomeranzentinktur aus der Apotheke mit Wasser verdünnt).
- Als Teemischung für mehr Lust auf Essen hat sich eine Mischung aus Gänseblümchen, Eisenkraut und Zitronenmelisse bewährt. Dazu 40 Gramm Gänseblümchen, 40 Gramm Eisenkraut und 20 Gramm Zitronenmelisse mischen, 4 Teelöffel davon mit 1 Liter kochendem Wasser übergießen und zugedeckt 5 Minuten ziehen lassen. Lassen Sie Ihr Kind 1 Tasse des Tees jeweils 1/2 Stunde vor den Mahlzeiten trinken.

Tipp

Süß, bei Kindern beliebt und appetitanregend: Berberitzen- oder Hagebuttenmarmelade.

Bunt ist lustig: Garnieren Sie das Essen schön. Malen Sie z. B. auf das Käsebrot mit Tomatenmark ein Gesicht. Schneiden Sie Obst in kindgerechte Stücke, schälen Sie auch mal die Gurke oder den Apfel, wenn das Kind es so lieber mag.

Augenerkrankungen

Das Auge ist rot und tränt. Durch den weißen Augapfel ziehen sich rote Fäden, das Auge juckt, Ihr Kind reibt daran. Bei Neugeborenen können die Augen über Nacht auch gelblich verklebt sein. Das alles sind Anzeichen für eine Bindehautentzündung.
Prüfen Sie zuerst, ob sich ein Fremdkörper (Haar, Splitter, Holzspreißel) im Auge befindet (bei spitzen Dingen nicht wischen! Fremdkörper vom Augenarzt entfernen lassen!). Vielleicht war Ihr Kind kalter Zugluft, starkem Wind, greller Sonne ausgesetzt? Chlor aus dem Schwimmbad, Pollen und Tierhaare können ebenfalls eine Bindehautentzündung auslösen. Selten sind Viren, häufiger jedoch Bakterien die Ursache dafür. Auch das Gerstenkorn – eine rundliche, eitrige Wölbung am Augenlid – wird durch Bakterien verursacht. Dann schmerzt das Augenlid vor allem beim Schließen.
Fühlt sich das Auge eher trocken an, brennt und Ihr Kind sieht die Bilder verschwommen oder hat zusätzlich Kopfweh, deutet das auf eine Überanstrengung der Augen hin.

Augenwaschung

Strikte Hygiene ist bei den Augen absolute Pficht! Zu verwendende Pipetten, Waschlappen und Tücher immer auskochen oder im Dampfsterilisator von Keimen befreien. Praktisch sind sterile Einmaldosen Kochsalz oder Augentrost (von Wala) aus der Apotheke.

- **Kochsalzwaschung:** Exakt 4,5 Gramm Kochsalz in 1/2 Liter kochendem Wasser auflösen. Abgekühlte Lösung mit einer Pipette (Apotheke) ins betroffene Auge träufeln. Pipette nach jeder Anwendung auskochen (um die Bakterien abzutöten).
- **Augentrosttee-Waschung:** Das Augenheilkraut wirkt entzündungshemmend, erfrischt und hilft gegen Reizungen, auch beim Gerstenkorn. 1 Teelöffel Augentrost auf 1 Tasse heißes Wasser, abkühlen lassen. Wattebäusche, Baumwolltücher oder Kompressen eintauchen und auf die Augen legen oder die Augen damit aus-

Info

Unbedingt zum Arzt:

- Wenn die Entzündung länger als 2 Tage andauert
- Wenn die Augenlider anschwellen
- Wenn die Augenschmerzen schlimmer werden
- Wenn eine vertraute Person eine Herpesinfektion hatte

waschen. Immer vom äußeren Rand der Augen zur Nasenwurzel wischen. Augentrost macht verklebte Babyaugen wieder frei! Watte, Tuch oder Kompresse nur 1-mal für nur 1 Auge verwenden!

- **Muttermilchwaschung:** Wenn Sie Ihr Baby noch stillen, nutzen Sie die keimtötende Wirkung der Muttermilch. Die Milch abpumpen und mit einer Pipette ins kranke Auge träufeln.
- **Salbeikompresse:** Salbei ist reinigend und entzündungshemmend und trocknet die Augen nicht so aus wie Kamille (Kamille bitte nie am Auge anwenden!). 1 Esslöffel Salbeiblätter mit 1/4 Liter kochendem Wasser überbrühen, abkühlen lassen, Kompresse damit tränken und einige Minuten auflegen.

Kartoffelbrei und Leinsamen

- Beruhigend gegen Augenreizungen und ab dem 6. Lebensjahr bei Kinder zu empfehlen sind gefüllte Leinensäckchen, die 20 Minuten auf die geschlossenen Augen aufgelegt werden.

Kartoffelbreisack: 1 heiße Pellkartoffel fein zerdrücken, 1 Eigelb und so viel heiße Milch unterrühren, dass ein streichfähiger Brei entsteht. In einen Leinensack füllen und abkühlen lassen. Kann 2- bis 3-mal täglich (jeweils neu zubereitet) auf das betroffene Auge gelegt werden.

Leinsamensack: 2 Esslöffel geschrotete Leinsamen mit 2 Tassen kochend heißem Wasser verrühren, quellen lassen. Leinentuch oder -sack damit tränken. Auf das Auge legen und 20 Minuten wirken lassen. Fördert vor allem die Reifung und Entleerung eines Gerstenkorns.

Augenmassage

Sehr hilfreich bei verstopften Tränenkanälen: Mit dem Daumen vom Nasenflügel über das Oberlid kreisrund um das Auge herum massieren. Am Unterlid zum Nasenflügel hin die Massage weiterführen und am Ende des Tränenkanals (an der Nasenwurzel) 3-mal drücken. Mehrmals auf beiden Seiten wiederholen.

Bei Neugeborenen sind die Tränenkanäle noch nicht vollständig entwickelt. Daher verstopfen sie häufiger. Nach dem ersten Lebensjahr wird es meist besser. Manche Babys reagieren besonders auf die in Kliniken nach der Geburt verabreichte Silbernitratlösung (gegen Bakterieninfektion durch Gonokokken). Wenn Ihr Kind auch mit drei Jahren noch Probleme hat, sollte der Augenarzt den Tränenkanal spülen oder neu stechen.

Bauchschmerzen

Schwer verdauliche Speisen oder ein Infekt im Magen-Darm-Trakt führen oft zu Bauchschmerzen mit Blähungen (siehe Seite 47 ff.).

Der Bauch ist nicht nur eine »Verdauungsmaschine«, er ist auch Zentrum unserer Gefühle. Kindern können seelische Probleme »auf den Magen schlagen« (Kummerbauchweh). Oder der kleine Organismus ist überfordert: Ein Infekt bahnt sich an (Mandelentzündung, Mumps) und die Lymphknoten im Bauch reagieren bereits darauf, noch bevor andere Anzeichen sichtbar sind. Manchmal muss der Magen-Darm-Trakt zu viel verdauen: Fettiges, Süßes, Kaltes oder verdorbene Lebensmittel. Einige Kinder reagieren auf bestimmte Lebensmittel allergisch (siehe »Allergien«, Seite 38). Bei Babys kann Bauchweh ein Symptom von Anpassungsschwierigkeiten an die Außenwelt sein.

Nehmen Sie Bauchweh bei Ihrem Kind immer ernst! Überlegen Sie, mit größeren Kindern auch gemeinsam, woher es kommen könnte. Vielleicht fühlt sich das Kind allein, überfordert, hat Angst, ist eifersüchtig oder kann nicht einschlafen. Mit einfachen Hausmitteln können Sie die Bauchschmerzen und Verdauungsprobleme lindern.

Warme Bauchwickel

Warme Bauchwickel dürfen Sie nicht anwenden bei fieberhaften Durchfallerkrankungen oder bei Verdacht auf Blinddarmentzündung. Fühlt sich der Bauch hart an, sind die Schmerzen stark, krampfartig und vor allem im rechten Unterbauch und kommt noch Erbrechen oder Fieber hinzu, müssen Sie Ihr Kind sofort zum Arzt bringen.

Warme Bauchwickel (praktische Hinweise siehe Seite 17) entspannen und entkrampfen, die feuchte Wärme des Wassers fördert die Durchblutung. Heilkräuter ergänzen die Wirkung noch: Kamille ist schmerzlindernd und beruhigend, Melisse entkrampfend und schlaffördernd, Schafgarbe regt Stoffwechsel und Verdauung an. Die Kräuter als Tee zubereiten und den Wickel eintauchen oder ihn direkt mit heißen Kräutern zubereiten. Wärme kombiniert mit elterlicher Liebe tut dem schmerzenden Bauch immer gut (Ausnahme: Blinddarmentzündung!).

- **Kamillenwickel:** 2 Teelöffel Kamille mit 1/2 Liter kochendem Wasser überbrühen, 10 Minuten ziehen lassen. Innentuch des Wickels mit dem Tee übergießen und sehr fest auswringen.

Für Säuglinge (bis 1 Jahr) empfiehlt sich wegen der Größe statt des Innentuchs ein Waschlappen. Heilwolle verstärkt die Wirkung. Wehrt sich das Baby gegen den Wickel, nehmen Sie es in den Arm und wiegen es leicht hin und her. Auch ein Tragetuch kann helfen, vorher den Wickel aber mit einem Außentuch gut fixieren. Bei Neugeborenen den Wickel lieber öfter erneuern und dafür bereits nach 5 Minuten abnehmen.

- **Melissenwickel:** Kleinkinder genießen oft mit Hingabe einen warmen Bauchwickel, schließlich sind Mama oder Papa dann nur für sie da. Deshalb sind die Wickel auch eine gute Einschlafhilfe bei Unruhe, z. B. mit Melissenblättern: 2 Teelöffel davon mit 1/2 Liter kochendem Wasser aufgießen, 10 Minuten ziehen lassen. Wickeltücher damit tränken, anlegen und 15 bis 20 Minuten wirken lassen. Als Wärmehalter lieber erwärmte Kirschkernkissen statt Wärmflaschen beidseitig bzw. am Bauch anlegen.
- **Schafgarbenwickel:** Er regt den Stoffwechsel an und hilft gut bei Bauchweh in Zusammenhang mit Mumps oder Mandelentzündung. 1 Hand voll Schafgarbe mit 1/2 Liter kochendem Wasser überbrühen, 10 Minuten zugedeckt ziehen lassen. Wickeltuch damit

Kirschkern- und Traubenkernkissen

Wärmflaschen können platzen oder lecken und zu schweren Verbrennungen bei Kleinkindern führen. Kirschkern- oder Traubenkernkissen im Ofen erwärmt halten die Wärme genauso gut und können – im Gefrierfach gelagert – auch zum Kühlen benutzt werden. Kirschkernkissen nicht in der Mikrowelle erwärmen, da wissenschaftlich noch nicht geklärt ist, ob Blausäure aus geöffneten Kernen Gesundheitsschäden verursachen kann. Ein Traubenkernkissen kann in der Mikrowelle erhitzt werden, da diese Kerne nicht platzen.

Tipp

Wichtig: Kinder mögen es nicht so heiß wie Erwachsene! Die Temperatur des Wickels immer am Unterarm oder am eigenen Augenlid prüfen. Ist der Wickel dort angenehm warm, passt die Temperatur. Und bleiben Sie während der Behandlung bei Ihrem Kind, lesen Sie ihm eine Geschichte vor oder machen Sie einige Fingerspiele.

tränken und gut auswringen. Je trockener der Wickel, desto besser wirkt er. Und sorgen Sie für eine schmerzfreie Haltung bei Ihrem Kind: Kissen unter die abgewinkelten Knie legen, das entspannt die Bauchdecke. Bei größeren Kindern ab 6 Jahren können Sie die Wickelwirkzeit erhöhen – der Wickel bleibt so lange liegen, wie das Kind ihn als angenehm warm empfindet. Nach jedem Wickel den Bauch mit einem trockenen Tuch abtupfen und die Kinder 1/2 Stunde nachruhen lassen.

t Tipp

Achtung bei Allergikerfamilien: Seien Sie mit Kräuterzusätzen bei Wickeln und mit Heilwolle vorsichtig, verwenden Sie eventuell nur warmes Wasser und greifen Sie statt Heilwolle auf Watte zurück!

Heublumensack

Ein altbewährtes Hausmittel und bei vielen Müttern mit Kleinkindern sicherlich im Vorratsschrank sind Heublumen. Dieses spezielle Gras eignet sich hervorragend für warme Bauchumschläge.

- Erwärmen Sie die Heublumen – eingeschlagen in ein Tuch oder als fertiger Sack – kurz über heißem Wasserdampf. In ein Frotteetuch wickeln und auflegen. Vorsicht vor Verbrennungen: Temperatur prüfen! Heublumensack 15 Minuten wirken lassen. Nicht anwenden bei akuten Entzündungen und Heuschnupfen. (Bezugsquellen für Heublumensäcke siehe Seite 94.)

Kräutertee bei Bauchschmerzen

- Zusätzlich zu den warmen Bauchwickeln wirken Kräutertees innerlich gegen Bauchschmerzen. Bedenken Sie: Auch Kräuter sind Medizin (siehe Seite 8f.). Kamille gilt sogar als die stärkste Droge! Deshalb Kräuter immer sparsam verwenden, teelöffelweise oder schluckweise verabreichen! Bei Allergikern auf Pflanzenfamilien achten (Kamille ist z. B. ein Korbblütler). Dem Kind nicht mehr als 1 bis 2 Tassen pro Tag des Kräutertees geben.
- Kamille, Pfefferminze oder Melisse beruhigen den Magen. Kümmel und Anis helfen bei der Verdauung und gegen Blähungen. Fenchel ist zusätzlich entsäuernd. Doch Vorsicht: Kinder unter 1 Jahr sollten noch keine Minze trinken! Besser ist Fenchel. Bei Stillkindern sollte der Tee mit dem Löffel gegeben werden, damit Saug-

irritationen ausgeschlossen werden. Oder die Mutter trinkt 1 bis 2 Tassen Kräutertee (keine Pfefferminze, wirkt abstillend!) und gibt die Wirkstoffe so über die Muttermilch weiter. 1 Esslöffel der Heilkräuter (Kümmel, Anis und Fenchel vorab im Mörser leicht zerstampfen, so werden die ätherischen Öle freigesetzt) mit kochendem Wasser überbrühen und bis zu 10 Minuten ziehen lassen. Manche Kinder trinken gesüßten Tee lieber. Rohrohrzucker ist auch für Säuglinge zu empfehlen, Honig aufgrund möglicher Bakterien erst ab dem 2. Lebensjahr. Aber bitte bedenken Sie: Kommt das Bauchweh von zu viel Süßem oder von Übersäuerung, sollte auf Zucker verzichtet werden.

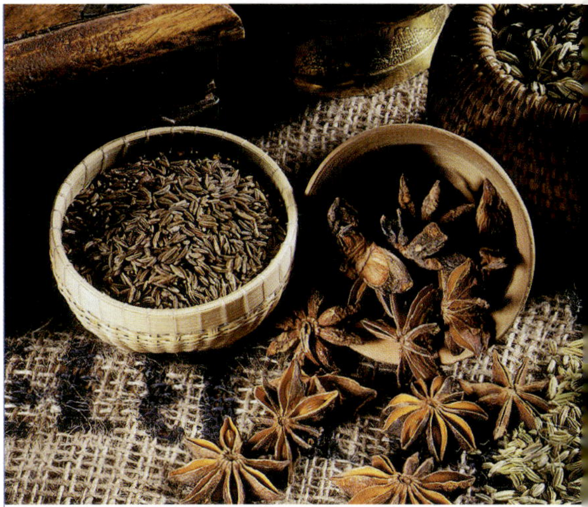

Die Natur bietet uns eine Vielzahl von verschiedenen Kräutern und Früchten, die als Tee angewendet lindernde Wirkungen auf den geplagten Kinderbauch entfalten.

Blähungen

Bei Säuglingen bis zu einem Jahr sind Blähungen nichts Ungewöhnliches. Auch wenn die stillende Mama auf die richtige Ernährung achtet oder das Baby nach jeder Mahlzeit gut aufstößt – Blähungen gehören dazu. Grund: Neugeborene haben ein unreifes Verdauungssystem. Der Magen-Darm-Trakt muss erst hilfreiche Bakterien aufnehmen und sich an die Nahrung anpassen. Deshalb spricht man bei heftigen Blähungen in den ersten drei Lebensmonaten von den typischen Drei-Monats-Koliken. Etwa so lange braucht der Verdauungsapparat, bis er sich umgestellt hat. Bei den meisten Babys treten die Blähungen dann seltener auf.

Bei größeren Kindern sind Blähungen oft ein Zeichen dafür, dass die Verdauung gerade überlastet ist, sich an bestimmte Speisen anpassen muss oder eine Magen-Darm-Infektion besteht. Treten die Beschwerden häufiger auf, versuchen Sie einen Speiseplan anzulegen, um Hinweise auf mögliche Allergien zu erhalten (siehe »Allergien«, Seite 38 ff.).

Blähungen bei Kindern erkennen Sie am typischen Blähbauch, der wie eine Kugel aussieht und sich auf leichten Druck hart anfühlt. Das Kleinkind will vielleicht nicht essen, weil es sich voll fühlt. Babys neigen dazu, ihre Beine anzuziehen, sie werden unruhig, schreien viel und haben einen angestrengten Gesichtsausdruck.

t Tipp

Ein altbewährtes Stück aus Omas Zeiten verhindert Bauchweh und ist das Lieblingsteil aller Hebammen: eine doppelt gestrickte Schafwollhose. Sie hält Bauch, Nieren und Blase des Neugeborenen schön warm.

Kümmel, Anis, Fenchel

- Zu gleichen Teilen gemischt, wirkt Kümmel-Anis-Fenchel-Tee gut gegen Blähungen verschiedenster Art und hilft der Verdauung auf die Sprünge.
- 1 bis 2 Teelöffel der Samen im Mörser zerstoßen, überbrühen, ziehen lassen. Kräutertee bei Babys nur löffelweise und lauwarm geben! Kinder unter 6 Jahren sollten nicht mehr als 1 Tasse pro Tag davon trinken.

Bauch-Öl-Massage

- Sanfte Ölmassagen rund um den Bauchnabel helfen dem Darm, in Fahrt zu kommen. Winde können entweichen und die Reibungswärme tut zusätzlich gut.
- Nehmen Sie Ringe und Uhr ab und reinigen Sie Ihre Hände mit kaltem Wasser. Anschließend die Hände warm reiben. Legen Sie Ihr Kind an einem warmen Ort (unter die Wickellampe oder neben den Heizkörper) auf eine warme, weiche Unterlage. Als Massageöle nur reine ätherische Öle (Apotheke oder Bioversand) verwenden: Kümmel oder Fenchel wirken entblähend, Anis unterstützt die Verdauung von fettreichen Speisen. Sie können auch auf fertige Windsalben (Apotheke) oder Ölmischungen zurückgreifen.
- Die Bauchmassage in kreisrunden Bewegungen im Uhrzeigersinn vom Bauchnabel ausgehend beginnen. Die Kreise immer größer werden lassen. Wieder in der Mitte am Nabel beginnen. Das Öl schön einmassieren. Nach etwa 5 Minuten eine kurze Pause machen. Nochmals 5 Minuten lang massieren. Das Kind warm zudecken und nachruhen lassen.

Fußreflexzonenmassage

Hebammen empfehlen als schnelle Hilfe gegen Blähungen eine Fußreflexzonenmassage. Auf den Fußsohlen sind Magen und Darm mit ihren Akupressurpunkten abgebildet. Immer im Uhrzeigersinn massieren (bei Babys nur mit dem Daumen), nach 1 Minute den Fuß wechseln. Anfangs kann sich der Schmerz verstärken, Ihr Kind schreit dann möglicherweise. Beruhigen Sie es mit Worten oder Streicheln und massieren Sie weiter.

Massagen, Handauflegen, Einreibung, Tragen

- Zusätzlich zur Bauch-Öl-Massage sind Ganzkörpermassagen oder Einreibungen mit Kümmelöl hilfreich. Tasten Sie den Bauch Ihres Kindes behutsam ab (Hände vorher anwärmen!). Legen Sie eine Hand locker auf den Nabel. Streicheln und mitatmen können schon helfen. Vielleicht liebt Ihr Kind auch Massagen am ganzen Körper? In Indien wird dies traditionell als Vorbeugung angewandt. Viele Mütter massieren ihre Kleinkinder dort täglich und bereichern die Haut gleichzeitig mit wertvollen Ölen.
- Radfahren mit den Beinen unterstützt das Baby beim Windeablassen und macht Spaß.
- Ein warmes Bad mit Melisse oder Lavendel hilft auch bei älteren Kindern, Anspannungen abzubauen und Blähungen zu lösen.
- Babys lieben es, getragen zu werden. Sie spüren so die Wärme des Körpers von Mama oder Papa. Bauch auf Bauch hilft dies auch gegen Verspannungen im Magen-Darm-Trakt. Ein doppelt gewebtes Tragetuch zu einer Kreuztrage gebunden ist besonders zu empfehlen. Das Baby sitzt mit breitem Hüftsitz Bauch an Bauch und das Schwingen beim Tragen unterstützt beim Windeablassen. Oder Sie probieren den Fliegergriff: Der Babybauch liegt auf Ihrem Unterarm und Ihre Hand stützt den Babykopf.

Schreit Ihr Neugeborenes mehr als sechs Stunden täglich durchgehend, sollten Sie zum Arzt gehen oder gegebenenfalls eine Beratung für Schreibabys aufsuchen. Hilfe gibt es auch bei Hebammen im Internet (siehe Seite 94). Manchmal sind bei der Geburt Verspannungen oder Blockaden der Wirbelsäule entstanden, dann kann ein Osteopath gute Hilfe leisten.

Durchfall

Durchfall (mehr als 3-mal täglich flüssiger, dünner Stuhlgang) geht oft mit Bauchschmerzen (siehe Seite 44ff.) einher. Der Körper will etwas so schnell wie möglich hinausbefördern: schlechte Nahrung, Bakterien, Viren oder auch Angst (z. B. vor Prüfungen).

Wichtig bei Durchfall: der Flüssigkeits- und Mineralstoffverlust muss ausgeglichen werden. Geben Sie Ihrem Kind viel zu trinken (ungesüßten Kräutertee, ältere Kinder auch Schwarztee) und mindestens 2 Tage lang wenig Essen (nur leichte Kost: gesalzene Kartoffeln, Reis, lang gekochte Karottensuppe, braun oxidierte Bananen oder geriebenen Apfel, Zwieback). Verzichten Sie auf Milchprodukte, Zucker, Süßigkeiten und Fett.

Wenn Sie Ihrem Kind bei Durchfall Bananen geben, dann dürfen das keine nur halb reifen Früchte sein. Schneiden Sie die Banane in Scheiben und lassen Sie sie eine Zeit lang stehen, bis sie leicht bräunlich sind.

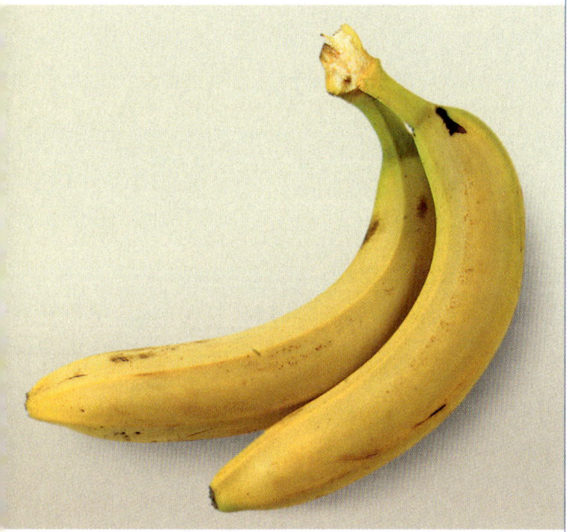

Bei Säuglingen ist der Durchfall an schmierigem und schleimigem, bei Stillkindern an gelb-grünlichem Stuhl zu erkennen. Bessert sich der Durchfall bei einem Neugeborenen nach einigen Stunden nicht und kommt noch Erbrechen oder Fieber hinzu, bitte sofort zum Kinderarzt gehen! Es besteht die Gefahr der Austrocknung.

Gerbstoffe zur Beruhigung des Darms

- Bei akutem Durchfall ist die Darmschleimhaut gereizt. Hier helfen Tees und Getränke, die viele Gerbstoffe enthalten, wie z. B. schwacher schwarzer Tee, Brombeerblätter-, Mäuseklee-, Heidelbeertee (nur aus getrockneten Heidelbeeren!) oder warmer Schlehensaft. Lassen Sie Ihr Kind davon 1 bis 3 Tassen täglich in kleinen Schlucken trinken.
- **Karottensud:** 4 große geschälte Karotten im Ganzen in 1/2 Liter Wasser 1 Stunde lang kochen. Nur den Sud verwenden und löffelweise lauwarm trinken lassen. Hilft sofort auch bei Babys und Kleinkindern.

Erbrechen

Erbricht Ihr Kind nach einem Sturz, liegt möglicherweise eine Gehirnerschütterung vor (bitte vom Kinderarzt klären lassen!). Wird Ihrem Kind im Auto oder auf Reisen schlecht, helfen Notmaßnahmen (siehe »Reisekrankkeit«, Seite 88).

Wenn der Körper die Nahrung wieder nach draußen befördert, ist das erst einmal eine gute Reaktion. Der Körper will Verdorbenes, schlecht Verdaubares oder Giftiges loswerden, bevor es ihn schädigt. Wenn Ihr Kind mehrmals hintereinander erbricht und blass ist, liegt vermutlich ein Magen-Darm-Infekt vor. Kommen Fieber oder krampfartige Bauchschmerzen hinzu, sollten Sie zum Arzt gehen (Verdacht auf Blinddarmentzündung!).

Zuwendung

Bleiben Sie auf jeden Fall bei Ihrem Kind, während es erbricht. Kleinere Kinder über Waschbecken, Eimer oder Toilette halten. Lassen Sie Ihr Kind, nachdem es sich übergeben hat, den Mund mit Wasser oder Pfefferminztee ausspülen.

Bei Babys bis zum 8. Monat besteht die Gefahr, an Erbrochenem zu ersticken. Nehmen Sie daher Ihr Kind zu sich ins Bett oder stellen Sie sein Kinderbett ins Elternschlafzimmer. Legen Sie Ihr Baby in die Seitenlage (mit einem gerollten Handtuch fixieren). Erbricht das Baby in großem Bogen nach der Nahrungsaufnahme, liegt möglicherweise ein Magenpförtnerkrampf vor (bitte vom Arzt klären lassen!).

Flüssige Nahrung bevorzugt

- Wer erbrochen hat, will nichts essen! Bieten Sie Ihrem Kind schluckweise warmen Tee an, bei größeren Kindern auch Cola, die Sie durch Umrühren von der Kohlensäure befreit haben.
- Gegen akuten Brechreiz hilft Ingwertee: Einige Zentimeter der frischen Ingwerwurzel schälen, klein schneiden und mit 1 Liter Was-

Kleine Kinder und Säuglinge nimmt Durchfall und Erbrechen schwer mit. Sie verlieren viel Flüssigkeit und werden schlapp: Dehydrierung (Austrocknung) kann zum Tod führen! Achten Sie auf das Verhalten Ihres Kindes. Bei Säuglingen tasten Sie die weichen Knochenlücken (Fontanellen) am Hinterkopf ab. Sind diese eingefallen: sofort zum Arzt! Das Gleiche gilt, wenn Ihr Kleinkind sehr schlapp ist, eine fahle Gesichtsfarbe hat und die Haut im Gesicht eingefallen wirkt. Dauern Durchfall und/oder Erbrechen länger als zwei Tage, müssen Sie Ihr Kind ebenfalls zum Arzt bringen.

ser aufkochen. 10 Minuten ziehen lassen. Kann kalt oder warm getrunken werden. Bei Neigung zu Reiseübelkeit unbedingt Ingwer auf die Fahrt mitnehmen!

- Babys oder Kleinkindern kann der Ingwertee zu scharf sein. Besser Melissentee zur Magenberuhigung trinken lassen. Pfefferminztee erst ab dem 2. Lebensjahr, manche Säuglinge reagieren auf das enthaltene Menthol.
- Hat Ihr Kind mehrmals erbrochen, hat es viel Flüssigkeit und Mineralien verloren, die wieder zugeführt werden müssen. Entweder Sie greifen auf eine fertige Elektrolytlösung (Apotheke) zurück oder Sie geben zum Tee 1 Teelöffel Zucker sowie etwas Salz hinzu. Vorsicht mit kohlensäurehaltigen Getränken oder Fruchtsäften, denn zu viel Säure reizt den Magen.
- Wenn Sie Ihr Kind noch stillen, legen Sie es häufiger an. Und achten Sie unbedingt darauf, wie viel Flüssigkeit Ihr Baby verliert. Ist die Haut über den Knochenlücken (Fontanellen) am Schädel eingesunken, liegt bereits eine schwer wiegende Austrocknung vor – in diesem Fall müssen Sie sich sofort mit Ihrem Baby zum Kinderarzt begeben!

Schauen Sie genau hin: Wie sieht das Erbrochene aus? War es mindestens 1/4 der aufgenommenen Nahrung? Bei Säuglingen und Kleinkindern 1 bis 2 Mund voll? Diese Informationen sind wichtig für den Kinderarzt. Bedenken Sie auch: Beim »Bäuerchen« kommt manchmal ein wenig Milch wieder hoch, das ist ganz normal.

Kauen zur Anregung des Speichelflusses

- Lutschen und kauen von unbehandelten Zitronenschalen ist ein gutes Hausmittel gegen Übelkeit. Kandierter oder frischer Ingwer (scharf!) ist für ältere Kinder zu empfehlen. Manche Kinder mögen auch Salzbrezeln oder Salzstangen.
- Das Kind sollte mindestens 1 Tag lang Fettiges und Milchprodukte meiden. Besser: Zwieback, Reis, Kartoffeln, trockenes Brot.

Wärme und Ruhe

- Eine feuchtheiße Bauchauflage lindert die Schmerzen im Bauch und wirkt entspannend. Als Zusatz Kamille, Melisse oder Sauerkleeessenz verwenden. Oft finden kleine Patienten so schneller in den erholsamen Schlaf nach dem anstrengenden Erbrechen.

Erkältung

Ihr Kind fröstelt, der ganze Körper, alle Glieder tun ihm weh, es hat Kopfschmerzen, ist heiser oder hat Halsweh und Schnupfen. Was wir umgangssprachlich als »Erkältung« bezeichnen, ist in Wahrheit meist ein durch Viren ausgelöster grippaler Infekt, der die oberen Atemwege betrifft. Mit Hausmitteln können Sie den Verlauf abschwächen und die Symptome erträglicher machen (siehe auch unter »Husten«, Seite 63ff., »Schnupfen«, Seite 77f., »Halsschmerzen«, Seite 58ff., und »Fieber«, Seite 55ff.).

Zum Arzt sollten Sie unbedingt, wenn hohes Fieber hinzukommt (bei Säuglingen ab 38,5 °C, bei älteren Kindern ab 39,8 °C) und wenn die Symptome nach 3 Tagen nicht abklingen!

Packen Sie Ihr Kind – wenn es nicht hoch fiebert – warm ein: Geben Sie ihm dicke Wollsocken, eine Wolldecke und eventuell eine Wärmflasche oder ein erwärmtes Kirschkernsäckchen (siehe Seite 45) mit ins Bett. Ruhe und Wärme sind die beste Medizin bei einer Erkältung.

Den Körper aufwärmen

Wenn sich Kinder unterkühlen, drosselt das vegetative Nervensystem die Blutzufuhr zu den Atemwegen. Die Folge: Die Schleimhäute in Nase und Mund sind nicht mehr so widerstandsfähig. Stress und ein schwaches Immunsystem können Erkältungen begünstigen.

- Sind nur die Füße kalt: Setzen Sie ein Fußbad mit Kamillenblüten oder Rosmarin an (2 Esslöffel Kräuter mit 1/4 Liter kochendem Wasser übergießen, 10 Minuten ziehen lassen, abseihen und den

Erkältungsbad

- Wärmen Sie Ihr Kind durch. Ein Erkältungsbad (38 °C, höchstens 20 Minuten) mit ätherischen Ölen, die die Atemwege beruhigen, tut gut und hilft auch, erholsamen Schlaf zu finden.
- Verwenden Sie Heublumen-, Fichtennadel- oder Mentholzusätze (ab dem 2. Lebensjahr) oder eine fertige Erkältungsbadmischung aus der Apotheke.

Die guten alten Suppen aus Omas Zeit wärmen und helfen tatsächlich gegen eine Erkältung: Hühnersuppe mit Reis oder Nudeln, Kartoffelsuppe sowie Rote-Bete-Borschtsch mit Sahne.

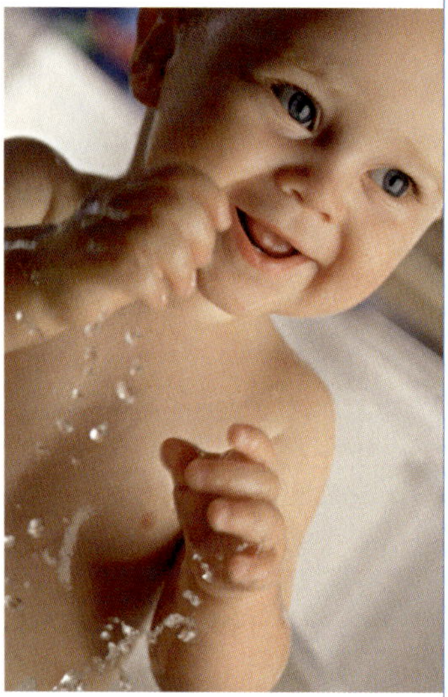

Die meisten Babys finden warmes Wasser angenehm. Achten Sie daher bei den Waschungen immer auf die richtige Temperatur.

Tee dem Fußbadewasser zusetzen;). Kleinere Kinder nehmen Sie für das Fußbad auf den Schoß. Die Füße bis zu 10 Minuten in 38 °C warmes Wasser tauchen. Anschließend gut abtrocknen und in dicke Socken packen.

Erkältungstee durchwärmt von innen

- Der Klassiker der Erkältungstees ist eine Mischung aus Lindenblüten, Melissenblättern, Hagebutten, Holunderblüten und Fenchelfrüchten. Linden- und Holunderblüten durchwärmen den Körper von innen, Melisse beruhigt und stärkt, Hagebutte gibt einen Vitamin-C-Stoß.
- Die Heilkräuter zu gleichen Teilen mischen und 2 Teelöffel davon mit 1/4 Liter kochendem Wasser aufgießen, 20 Minuten ziehen lassen. Davon können Kinder ab 4 Jahren 3 bis 4 Tassen pro Tag trinken. Säuglingen 1 Tasse Tee nur löffelweise über den Tag verteilt geben.

Waschung

- Schon Sebastian Kneipp schwor auf Kälte- und Wärmereize zur Stärkung des Immunsystems. Bei einer akuten Erkältung bzw. einem grippalen Infekt wirkt eine Ganzkörperwaschung mit Rosmarin durchwärmend und belebend.
- 1 Teelöffel Rosmarinbademilch (z. B. von Weleda) oder 1/2 Teelöffel Rosmarinkonzentrat auf 1 Liter 34 °C warmes Wasser geben. Einen Frottee-Waschhandschuh eintunken und gut auswringen. Mit kreisenden Bewegungen den ganzen Körper Ihres Kindes damit abfrottieren, nach jedem Körperteil den Waschhandschuh wieder auswaschen und neu eintunken. Reihenfolge: Gesicht von Stirn bis Hals – Rücken – Arme – Brust und Bauch – Beine. Decken Sie die behandelten Körperteile sofort mit einer Decke ab, der Körper soll warm bleiben! Das Kind anschließend 30 Minuten nachruhen lassen. Waschungen nur durchführen, wenn der Körper sich warm anfühlt!

Fieber

Stirn, Bauch, Wangen – einfach alles glüht förmlich an Ihrem Kind und der Puls rast? Keine Panik vor hohem Fieber. Geben Sie Ihrem Kind die Chance zu fiebern! Denn Fieber

- tötet durch die erhöhte Körpertemperatur Bakterien, Viren und Keime ab und behindert ihre Vermehrung
- aktiviert das körpereigene Abwehrsystem (Fresszellen)
- regt den Stoffwechsel und damit die Giftausscheidung an
- hilft ein gesundes Immunsystem bei Kindern aufzubauen

Die Angst vor zu hohem Fieber treibt viele Eltern dazu, sofort zum Fieberzäpfchen zu greifen. Doch bedenken Sie, wenn Ihr Kind Fieber hat, schläft es viel – das braucht der Körper, um gesund zu werden. Bei Säuglingen kann sehr hohes Fieber auf das Dreitagefieber (nach 2 bis 3 Tagen kleinfleckiger Ausschlag, das Kind fühlt sich trotz Fieber wohl) hinweisen.

Psychisch gesehen kann Fieber auch bedeuten, dass das Kind eine aufgestaute Wut in sich trägt oder einem Ereignis quasi »entgegenfiebert«.

Bei Säuglingen spricht man ab 38,5 °C von Fieber, bei Kleinkindern und Kindern ab 39 °C. Ab 41 °C hohem Fieber besteht Lebensgefahr! Wenn Sie unsicher sind, Ihr Kind sehr schlapp ist oder bewusstlos wird, müssen Sie sofort zum Arzt oder den Notarzt rufen!

Während des Fieberanstiegs sind die Waden und Füße noch kalt. Wenn die Waden warm sind, ist der Fieberanstieg vorbei. Dann können Sie das Fieber mit Hausmitteln sanft senken.

Wenn der Körper gegen Viren kämpft, braucht er viele Vitamine. Gesunde Snacks helfen Ihrem Kind und vielen schmeckt auch Saures jetzt besonders: einige Spalten Orange oder Mandarine, Apfelschnitze, essigsaurer Rote-Bete-Salat, Ananasscheiben oder getrocknete Früchte wie Rosinen, Aprikosen oder Pflaumen.

Fiebersenkung mit Wasser

- Der Körper macht es vor: Erhöht sich die Körpertemperatur, fängt das Kind an zu schwitzen, der Schweiß kühlt den Körper ab. Pulswickel, Waschungen und Wadenwickel senken das Fieber auf natürliche Art, denn sie verteilen das Zuviel an Hitze im Kopfbereich um und stärken so den Kreislauf.

Tipp

Wenn Ihr Kind den Wadenwickel nicht mag, wenden Sie als Alternative einen Zitronenfußsack an: 4 Scheiben von einer unbehandelten Zitrone abschneiden, je 2 Scheiben in ein dünnes Tuch wickeln und jeweils auf eine Fußsohle Ihres Kindes geben, mit Mullbinden umwickeln und mit Wollsocken fixieren. 15 Minuten wirken lassen. Das ätherische Öl der Zitrone senkt das Fieber und wirkt entzündungshemmend.

- **Fieberwaschung** (gut für Säuglinge geeignet, da bei ihnen Wadenwickel zu wenig Fläche einnehmen): Schüssel mit 1/2 Liter handwarmem Wasser, 1 Esslöffel Salz oder 2 Esslöffel Essig, 1 Tropfen Lavendel- oder Rosmarinöl füllen. Frottee-Waschhandschuh oder Leinentuch durchnässen, auswringen und den Körper zügig abreiben (nicht abtrocknen, das Kinder sofort zudecken). Die Haut sollte nicht nass, sondern nur mit einem »sanften« Wasserfilm, wie Kneipp es nannte, überzogen sein. Alle 20 Minuten wiederholen, bis das Kind anfängt zu schwitzen oder sich besser fühlt.
- **Pulswickel** (stärken den Kreislauf von fiebrigen Babys und Kleinkindern und sind angenehmer als Wadenwickel): Etwas kaltes bis lauwarmes Wasser mit 1 Esslöffel Salz oder 2 Esslöffeln Essig oder 1 Spritzer Zitronensaft mischen. Innentücher des Wickels (praktische Hinweise Seite 17) damit tränken und um die Handgelenke wickeln, mit Socken oder Pulswärmern fixieren. Wickel alle 10 Minuten erneuern; maximal 3-mal, dann 3 Stunden Pause machen.
- **Wadenwickel** (die Waden müssen warm sein!): Handwarmes Wasser (bei Kleinkindern nur bis zu 5 °C unter der momentanen Körpertemperatur!) mit 1 Esslöffel Salz oder 2 Esslöffeln Essig oder 2 Tropfen Zitronenöl anreichern. Sehr wirksam bei Kleinkindern ist »Retterspitz« (Mischung aus Thymian und Zitrone; aus der Apotheke). Dazu 1 Schnapsglas Retterspitz in das Wickelwasser geben. Innentuch eintauchen, leicht auswringen (soll nicht mehr tropfen) und um die Wade schlingen. Am besten straff mit einem Zwischentuch umwickeln und mit dicker, langer Wollsocke fixieren. Mit der 2. Wade genauso verfahren. Das Kind mit einer leichten Decke zudecken. 15 Minuten wirken lassen, 3-mal anlegen, dazwischen jeweils 20 Minuten Pause.

Einlauf zur Fiebersenkung

- Der Einlauf ist ein bewährtes Hausmittel bei Fieber und ein Erstmittel gegen einen beginnenden grippalen Infekt. Er reinigt den Darm von Giftstoffen und entleert ihn, das entlastet zusätzlich. Der

Wann Sie zum Kinderarzt gehen müssen

- Wenn das Fieber über 39,8 °C steigt (bei Säuglingen unter 6 Monaten über 39,5 °C)
- Wenn das Fieber trotz Wadenwickel oder Waschungen nicht sinkt
- Wenn das Fieber länger als 3 Tage anhält
- Wenn Ihr Kind einen Fieberkrampf bekommt (Muskelzucken an Armen und Beinen, Muskelkrämpfe, vermehrter Speichelfluss)
- Wenn weitere Symptome hinzukommen wie: Erbrechen, Schüttelfrost, Nackensteife, Hals- oder Ohrenschmerzen, Durchfall, Hautauschlag, kalte Haut trotz Fieber o. Ä. In diesen Fällen kann das Fieber ein Hinweis auf ernsthafte Erkrankungen wie Hirnhautentzündung, Masern, Mumps, Röteln oder Scharlach sein!

Einlauf senkt die Körpertemperatur um 1 °C und gleicht auch den starken Flüssigkeitsverlust etwas aus. Bei Fieber reicht meist ein Einlauf pro Tag aus (siehe »Verstopfung«, Seite 79f.).

Saure Säfte und Tees

- Wenn Ihr Kind fiebert, schwitzt es viel und verliert Flüssigkeit. Deshalb sollten Sie darauf achten, dass es viel trinkt. Holunderblüten- oder Lindenblütentee unterstützen das körpereigene Immunsystem bei Fieber: Je 1 Teelöffel Holunder- oder Lindenblüten mit 1/4 Liter kochendem Wasser übergießen, 10 Minuten ziehen lassen, abseihen. Mag Ihr Kind den Tee nicht so gern, strecken Sie ihn mit Holunder-, Kirsch- oder Orangensaft.
- Stilles Mineralwasser oder Leitungswasser mit 1 Spritzer frisch gepresstem Zitronensaft ist ein erfrischendes Getränk bei Fieber (falls nötig mit 1 Teelöffel Honig oder Rohrzucker süßen).

Bei Säuglingen kann es bei hohem Fieber schnell zu einem Hitzestau kommen! Öffnen Sie die Wegwerfwindel und sorgen Sie für ein gut gelüftetes Zimmer (maximal 18 °C). Ein fieberndes Kind nicht zu warm einpacken, sondern nur dünne Zudecke verwenden!

Halsschmerzen

Kratzen im Hals, heisere Stimme, Brennen im Rachenraum oder Schluckenbeschwerden: Halsschmerzen werden vorwiegend durch Viren oder Bakterien ausgelöst, können eine beginnende Erkältung ankündigen oder begleitende Symptome der klassischen Kinderkrankheiten Scharlach, Röteln und Mumps sein. Hat Ihr Kind öfter Halsschmerzen, sollten Sie nach einer mentalen Ursache suchen. Was bleibt dem Kind »im Halse stecken«? Welche Probleme kann es nicht schlucken?

Säuglinge und Kleinkinder verweigern bei Halsschmerzen häufig die Nahrung. Am besten riskieren Sie einen Blick in den Hals: mit Taschenlampe und Löffelstiel. Wie rot ist der Rachenraum? Sind die Schleimhäute geschwollen? Sind die Mandeln vergrößert oder sogar eitrig? Ob die Lymphknoten im Halsbereich geschwollen sind, ertasten Sie von außen: vom Ohrläppchen aus nach unten gehend.

Beginnende Halsschmerzen lassen sich mit Hausmitteln gut behandeln. Gehen Sie mit Ihrem Kind aber unbedingt zum Arzt bei hohem Fieber, roten Flecken am Körper (Verdacht auf eine Kinderkrankheit), starken Ohrenschmerzen, Atemnot oder wenn nach 3 Tagen keine Besserung eintritt.

Tipp

Warmer oder kalter Halswickel? Wenn Sie unsicher sind, was Ihrem Kind besser hilft, lassen Sie es selbst entscheiden. Fragen Sie: Magst du lieber etwas Warmes oder Kaltes trinken? Oder testen Sie: Tauchen Sie Ihre eine Hand in kaltes, Ihre andere Hand in lauwarmes Wasser und legen Sie sie dann gleichzeitig auf den Hals Ihres Kindes. Welche Hand ist Ihrem Kind angenehmer?

Halswickel

Ein feuchter Halswickel aktiviert durch den Reiz des Wassers die Immunabwehr, wirkt abschwellend und entzündungshemmend. Über den Halswickel entgiftet sich der Körper – die Tücher deshalb zwischendurch immer gut auswaschen. Warme Halswickel steigern die Durchblutung und helfen gut bei schon länger bestehenden Infekten. Kalte Halswickel lindern akute Schluckbewerden und wirken gegen starke Schwellungen.

- **Warmer Zwiebelhalswickel:** 2 Zwiebeln klein hacken und in Sonnenblumenöl weich dünsten. Leicht abgekühlt in ein Leinentuch wickeln und über Nacht anlegen.

- **Warmer Kartoffelumschlag** (Achtung: nicht zu heiß!): 2 mit Schale gekochte Kartoffeln in ein Tuch einschlagen und zerdrücken. Auf den Hals legen und mit einem Außentuch oder einem Schal fixieren. 30 Minuten oder bei Kindern ab 6 Jahren über Nacht wirken lassen.
- **Warmer Zitronenhalswickel** (sehr gut bei beginnender Halsentzündung und schleimlösend): 1/2 Zitrone auspressen und den Saft in 1/4 Liter kochendes Wasser rühren. Innentuch eintauchen und gut ausdrücken, etwas abkühlen lassen. Wickel vom Kehlkopf her anlegen und Wirbelsäule im Nackenbereich frei lassen. 10 Minuten einwirken lassen. Den Hals anschließend mit einem Schal oder einem Pulli warm halten.
- **Kalter Zitronenhalswickel:** 1 Esslöffel Zitronensaft in 1/4 Liter Wasser geben. Wickeltuch eintauchen, ausdrücken und um den Hals legen. 1 Stunde oder länger einwirken lassen. Den Hals anschließend warm halten. Hilft vor allem bei starken Schluckbeschwerden und eitriger Angina mit Fieber. Achtung: Juckt der Wickel bei Ihrem Kind, bitte sofort abnehmen!
- **Kalter Quarkwickel:** 1 kleine Packung Quark auf Zimmertemperatur bringen, eventuell mit 2 Tropfen ätherischem Öl (z. B. Lavendel oder Myrte) verrühren. Quark sehr dünn auf das Innentuch streichen und die Ränder einschlagen. Vom Kehlkopf ausgehend anlegen, die Wirbelsäule aussparen. Heilwolle zwischen Innen- und Außentuch kann die Wirkung verstärken. 1 bis 2 Stunden wirken lassen, bis der Quark eingetrocknet ist. Nicht anwenden bei einem fröstelnden Kind oder bei Kuhmilchallergie bzw. Neurodermitis! Wird die Haut Ihres Kindes unter dem Wickel kalt, nehmen Sie die Tücher sofort ab.

Tee trinken oder gurgeln

- Gurgellösungen oder einer der folgenden warmen Kräutertees bringen rasche Hilfe bei Halsschmerzen. Lassen Sie Ihr Kind stündlich 1 kleines Glas voll gurgeln. Oder reichen Sie 3-mal täglich

Salbeibonbons schmecken gut und helfen fast genauso schnell wie Gurgeln. Reichen Sie Ihrem Kind vitaminreiche Kost, vor allem B-Vitamine lindern Entzündungen, z. B in Reis, Hefe, Eier, Rindfleisch, Leber, Kartoffeln, Getreidekeimlingen und frischem Gemüse.

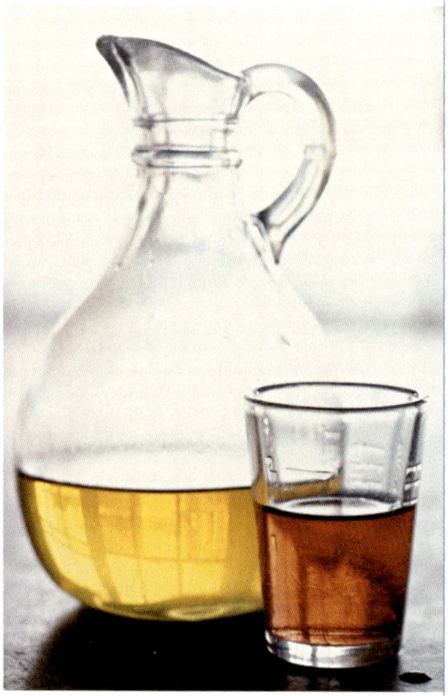

Essigwasser ist ein gutes Gurgelmittel bei Halsschmerzen. Allerdings muss Ihr Kind schon etwas älter sein, denn das Gurgeln will gelernt sein!

1 Tasse des warmen Tees zum Trinken. Für Säuglinge reichen 3-mal täglich 2 Esslöffel Tee aus.

- **Lindenblüten-Kamillen-Tee:** Je 20 Gramm Linden- und Kamillenblüten mit 1/4 Liter kochendem Wasser übergießen, 10 Minuten ziehen lassen, abseihen. Mit etwas Honig (ab 2. Lebensjahr) süßen.
- **Salbeitee:** 2 Teelöffel Salbeiblätter mit 1/4 Liter kochendem Wasser übergießen, 10 Minuten ziehen lassen, abseihen. Tee ungesüßt trinken oder damit gurgeln lassen.
- **Arnikatee:** 2 Teelöffel getrocknete Arnikablüten mit 1/4 Liter kochendem Wasser übergießen, 10 Minuten ziehen lassen, abseihen. So oft wie möglich damit gurgeln.
- **Huflattichtee:** 2 Teelöffel Huflattich mit 1/4 Liter kochendem Wasser übergießen, 10 Minuten ziehen lassen, abseihen. Wirkt reizlindernd bei Schleimhautentzündungen in Mund und Rachen.

»Halshelferlein«

- Salz- oder Essigwasser: eine Alternative für Allergiker oder wenn die entsprechenden Kräuter zum Gurgeln fehlen: Je 1 Teelöffel Salz oder Essig in 1 Glas lauwarmes Wasser rühren. Ältere Kinder damit gurgeln lassen.
- **Zuckerzwiebeln:** 4 Zwiebeln würfeln, mit 7 Esslöffeln Zucker bestreuen und in einem geschlossenen Gefäß gut durchschütteln. Stehen lassen, bis sich Saft sammelt. Dem Kind (ab 2 Jahren) 4-mal täglich 1 Teelöffel Saft geben – er ist ca. 2 Tage haltbar.
- **Fußbad:** Beginnt das Halsweh gerade, kann ein aufsteigendes Fußbad (ab 6. Lebensmonat) das Schlimmste abwenden: 30 °C warmes Wasser in einen Eimer bis auf Knöchelhöhe des Kindes füllen. Füße eintauchen und allmählich warmes Wasser zugeben, bis die Temperatur 40 °C erreicht (mit Thermometer kontrollieren!). Nach 10 Minuten Füße abtrocknen. 2-mal täglich durchführen.
- **Eis:** Kälte lindert den Schmerz bei akuten Schluckbeschwerden und wirkt abschwellend. Bieten Sie dem Kind kaltes Milcheis an (kein Fruchteis wegen der oft reizenden Fruchtsäuren).

Hauterkrankungen

Die Haut ist das größte Organ des menschlichen Körpers. Sie ist die äußere Schutzhülle und symbolisiert auch das eigene Selbstwertgefühl. Wer sich »in seiner Haut nicht wohl fühlt«, will sich schützen – vor etwas oder vor jemandem.

Kinderhaut reagiert schneller als Erwachsenenhaut auf Nahrungsmittel, künstliche Zusatzstoffe, Umweltgifte, Inhaltsstoffe von Badezusätzen, Cremes oder Shampoos (siehe »Allergien«, Seite 38 ff.) sowie auf nervliche Belastungen. Auch bei Kinderkrankheiten (z. B. Masern, Röteln, Windpocken) ist die Haut mit betroffen. Babys Haut wird besonders im Windelbereich stark beansprucht. Bei Rötungen, Trockenheit oder Juckreiz bieten sich Hausmittel an.

Heilwolle

Rohe, unversponnene Schafwolle heilt entzündete, gerötete oder offene Hautstellen, da sie das natürliche Hautfett abgibt. Sie brennt nicht auf kranker Haut, lässt viel Luft an die betroffenen Stellen und wirkt auch gegen Pilze im Schambereich. 1 etwa pflaumengroßes Stück Heilwolle (Apotheke, Versand) vom Knäuel abreißen, etwas auseinander zupfen und direkt auf die geröteten Stellen geben. Im Windelbereich bei jedem Windelwechsel ein neues Stück auflegen. Eine erste Besserung zeigt sich bereits nach 3- bis 5-maliger Anwendung.

Feuchte Kompressen mit Kräuteressenzen

Wertvolle Pflanzenessenzen helfen der Haut, sich selbst zu heilen und wirken gegen Juckreiz. Narben verheilen schöner, Schürfwunden werden gereinigt, nässende Ekzeme trocknen aus. Feuchte Kompressen (mit einer der Essenzen getränkt) bringen Linderung bei Ekzemen, Akne oder Schuppenflechte. Bei starkem Juckreiz Kompressen kalt anwenden! Für Pflanzenallergiker eignet sich Meersalz oder Essigessenz.

Mögliche Ursachen für einen roten Babypo: Zahnen, Durchfall, zu viele säuerliche Lebensmittel oder Säfte, Windeldermatitis oder Windelunverträglichkeit sowie Pilzbefall. Erste Hilfe bietet Muttermilch, Beinwellsalbe oder Heilwolle bzw. Heilseide. Windeln häufig wechseln, Baby oft nackt an der Luft strampeln lassen, wunden Po nicht trocken wischen, lieber vorsichtig handwarm föhnen. Achtung vor Babycremes mit Zinkoxid (siehe Seite 40)! Die zähen, festen Cremes ersticken förmlich die Haut. Und Zink kann Allergien begünstigen.

t Tipp

Ein Bad in Eichenrinde oder Kleie lindert heftigen Juckreiz und wirkt hautentspannend. Aber Vorsicht: Eichenrinde färbt, die Badewanne deshalb anschließend rasch säubern! Kleie nicht bei Weizenallergie anwenden!

- **Ringelblumenessenz (Calendula):** Die gelborange Blüte ist das Heilmittel schlechthin für die Haut, sie reinigt, verbessert die Heilung und desinfiziert. 2 Teelöffel Essenz mit 1/4 Liter abgekochtem und abgekühltem Wasser verdünnen. Eine Kompresse damit beträufeln und auf die betroffene Stelle legen, bis sie trocken ist.
- **Eichenrindensud:** Eichenrinde wirkt entzündungshemmend, austrocknend und lindert den Juckreiz. 2 Teelöffel Eichenrinde mit 1/2 Liter Wasser 15 Minuten köcheln lassen, absieben, eine Kompresse mit dem lauwarmen Sud tränken und auflegen. Bei nässendem, wundem Babypo eignet sich auch Ackerschachtelhalmtee.
- **Stiefmütterchensud:** hilft bei nässenden Hautekzemen, Akne, Schuppenflechte sowie Milchschorf bei Säuglingen. Dazu 2 Teelöffel Stiefmütterchenkraut mit 1/4 Liter kochendem Wasser übergießen, 10 Minuten ziehen lassen, abseihen und abkühlen lassen. Eine Kompresse damit tränken und auflegen, bis sie trocken ist.

Hautreinigung von innen

- Ein Tee aus Stiefmütterchenkraut wirkt hautberuhigend und heilend. Besonders zu empfehlen bei kleinen Schürfwunden oder Akne.
- Brennnesseltee reinigt das Blut und führt so zu reinerer Haut. Er ist basisch und hilft, den Säure-Basen-Haushalt auszugleichen. Jeweils 1 bis 2 Tassen des Tees (2 Teelöffel auf 1/4 Liter Wasser) pro Tag) trinken lassen.

Hat Ihr Kind ein richtiges Ekzem (nass oder trocken) oder leidet es an einer vererbbaren chronischen Hautkrankheit wie Neurodermitis oder Schuppenflechte, ist eine ganzheitliche Behandlung (Ernährung, Lebensumfeld, psychische Konstellation) durch einen darin erfahrenen Kinderarzt notwendig.

Hautreinigung von außen

- **Salzwasser** (gegen Juckreiz bei Masern): 1 Teelöffel Salz in 1/4 Liter lauwarmem Wasser auflösen. Das Kind 1- bis 2-mal täglich damit abwaschen, dann gut abtrocknen. Bei sehr starkem Juckreiz dem Wasser noch einige Tropfen Teebaumöl zugeben (Achtung, Allergiker!), das Sie vorab mit 1 Esslöffel Olivenöl vermischt haben.
- **Aufguss** (gegen Juckreiz bei Windpocken): 4 Esslöffel Holunderblüten oder Malve mit 1 Liter Wasser überbrühen. Abgekühlten Aufguss mit einem Tuch auf die betroffenen Hautstellen tupfen.

Husten

Husten ist ein natürlicher Reflex. Die Atemwege (Luftröhre, Bronchien) wollen dadurch etwas loswerden: Schleim, Fremdkörper, schlechte Luft oder Schädlinge.
Grippale Infekte oder eine »echte« Grippe werden oft von Husten begleitet. Mit Hausmitteln können Sie das Abhusten erleichtern, den Hustenreiz stillen sowie einer Entzündung der Bronchien oder der Lunge vorbeugen. Achten Sie darauf, dass Ihr Kind viel trinkt (1 bis 2 Liter am Tag, Säuglinge mindestens 1/2 Liter, Stillkindern mit dem Löffel Zusatzflüssigkeit anbieten oder öfter anlegen).

Keuchhusten ist eine Kinderkrankheit und kann heute sehr gut homöopathisch behandelt werden. Leidet Ihr Kind unter ziehendem Husten, helfen die beschriebenen Hausmittel auch nach mehreren Tagen nicht, hat es Atemnot, einen hochroten Kopf und erbricht in schweren Fällen auch, dann gehen Sie bitte rasch zum Kinderarzt!

Brustwickel

Wärme auf der Brust löst den Schleim und erleichtert das Abhusten. Wenden Sie Schleimlöser tagsüber an und nachts lieber hustenstillende Wickel, damit Ihr Kind gut durchschlafen kann.

- **Heilwollewickel:** Heilwolle hält die Brustpartie warm. Die Aromamischung Thymian-Myrte-Balsam der Hebamme Stadelmann (Bezugsquelle Seite 94) ab dem Säuglingsalter auf die Brust unter der Wolle einmassieren; wirkt beruhigend und lässt das Kind besser durchatmen. Sie können den Brustwickel auch mit Aromaölen verstärken: Lavendel entspannt, Thymian entkrampft, Melisse beruhigt.
- **Bienenwachswickel:** wirkt beruhigend, löst Hustenreiz und Schleim und kann schon bei Säuglingen angewandt werden. Die milde, trockene Wärme hält lange an (über Nacht). Fertige Bienenwachsauflagen (in Wachs getränkte Seidentücher) gibt es in der Apotheke oder über Versand (Adressen Seite 94). Wachsauflage mit dem Föhn erwärmen, Temperatur am Unterarm prüfen! Direkt auf die Haut auflegen. Mit Seidentuch oder Leinentuch bedecken, enge Unterwäsche darüber ziehen.
- **Zwiebelwickel (ab 6. Lebensmonat):** Dies ist ein Schleimlöser bei hartnäckigem Husten und in Verbindung mit Schnupfen. 2 klein geschnittene Zwiebeln in das Innentuch wickeln und über Wasser-

dampf auf einem umgedrehten Kochtopfdeckel erwärmen. Handwarm auf die Brust legen und 1 Stunde wirken lassen. Mag Ihr Kind den Zwiebelgeruch nicht, geben Sie 1 bis 2 Tropfen Lavendelöl auf den Wickel. Zur Verstärkung können Sie den Wickel auch mit Retterspitz (aus der Apotheke) beträufeln.

- **Quarkwickel (ab 2. Lebensjahr):** Er löst Schleim in den Bronchien, lindert Hustenreiz und ist wirksam bei Bronchitis. Magerquark dünn auf das Innentuch geben und auf die Brust legen. Außentuch darüber um den ganzen Oberkörper wickeln. Den Quarkwickel mit einer Wärmflasche handwarm erwärmen. Bis zu 3 Stunden liegen lassen, bis der Quark eingetrocknet ist. Achtung: Ihr Kind darf dabei nicht frieren. Nicht anwenden bei Kuhmilchallergie! Bei empfindlicher Haut etwas Heilwolle zwischen Wickel und Brust legen.
- **Zitronenwickel:** Dieser heiße Wickel löst fest sitzenden Husten und wirkt bei Keuchhusten. 1/2 unbehandelte Zitrone in 3/4 Liter heißem Wasser erwärmen (Zitronenschale rundherum einritzen und unter Wasser auspressen, im heißen Wasser einige Minuten ziehen lassen). Das Innentuch damit tränken und rund um den Oberkörper anlegen, Außentuch darüber anlegen und eventuell mit Wärmflaschen, Heilwolle oder Kirschkernkissen die Wärme verstärken. Kann über Nacht oder mehrere Stunden wirken.

Starken Reizhusten stillen Fichtennadelbonbons, oder lassen Sie Ihr Kind ein kleines Stück Butter lutschen. Bei trockener Raumluft hängen Sie feuchte Tücher auf und sorgen für eine gute Belüftung des Schlafplatzes (maximal 18 °C Raumtemperatur).

Schleimlöser zum Trinken

- **Warme Milch mit Honig** (ab 2. Lebensjahr): Das alte Heilmittel Honig verhindert das Wachstum von Bakterien und tötet andere Krankheitserreger. 1 Teelöffel Imkerhonig in 1 Tasse warme Milch einrühren, wirkt auch schlaffördernd. Honigmilch nicht in der Mikrowelle erwärmen, sonst gehen wichtige Bestandteile verloren!
- **Rettichsaft** (ab 2. Lebensjahr): Von 1 runden, schwarzen Winterrettich den Deckel abschneiden und etwas aushöhlen. Am unteren Ende ein Loch durchstechen. Senkrecht in ein Glas stellen. Den Rettich mit Honig auffüllen, Deckel aufsetzen und 2 Stunden an

Schleimlösende Hustentees

Viel Flüssigkeit verdünnt den zähen Schleim und hilft dem Körper beim Ausscheiden der Giftstoffe. Hustenteemischungen schmecken auch Kindern gut und lösen den Schleim oder wirken entkrampfend.

- Salbei: entzündungshemmend, auch für den Kehlkopf
- Thymian: krampflösend, bei Asthma und Rachenrötung
- Spitzwegerich: hilft bei trockenem Husten, löst den Schleim, gegen Bronchitis
- Holunderblüten: wirken durchwärmend, auch zum Gurgeln verwendbar
- Eibisch: gegen Entzündungen im Rachenraum, mildert Reizhusten
- Anis: krampflösend, entzündungshemmend, bei Keuchhusten
- Malve: hilft gegen Schleimhautreizungen im Rachenraum, zum Gurgeln auch bei Husten, Heiserkeit und Halsschmerzen
- Ackerschachtelhalm: gegen Bronchitis, Lungenleiden und starken Husten, krampflösend

Sie können für den besseren Geschmack die einzelnen Kräuter mischen oder aber auf fertige Hustenteemischungen aus der Apotheke zurückgreifen.

Zubereitung: Je 2 Teelöffel Kräuter mit 1/4 Liter Wasser übergießen, 10 Minuten ziehen lassen, abseihen.

Säuglingen täglich 2 Esslöffel (Achtung bei Teemischungen, siehe Randspalte rechts unten!) des Hustentees geben, Kindern 3-mal täglich 1 Tasse.

Info

Gehen Sie bitte mit Ihrem Kind zum Arzt:

- Wenn Ihr Kind Atemnot verspürt (Pseudokrupp)
- Wenn der abgehustete Schleim gelblich grün ist
- Wenn Ihr Kind länger als 2 Tage Fieber hat (bei Säuglingen sofort, wenn Fieber hinzukommt!)
- Wenn der Husten länger als 10 Tage andauert (Achtung, er könnte zu einer chronischen Erkrankung werden!)

Säuglinge unter 1 Jahr vertragen viele Hustenteemischungen noch nicht. Besser ist, nur auf Fenchel zurückzugreifen.

Bis zum 3. Lebensjahr: Achtung vor scharfen, fertigen Hustenbalsammischungen! Sie enthalten Minze, Eukalyptus und Kampfer. Auf diese Öle reagieren Babys und Kleinkinder häufig mit Hautreizungen, Allergien und krampfartigen Hustenanfällen. Fragen Sie Ihren Arzt oder Apotheker, ob die Salben auch für kleine Patienten unbedenklich sind.

einem warmen Ort ziehen lassen. Dem Kind 4-mal täglich 1 Teelöffel von dem Saft geben, der in das Glas getropft ist.

- **Zwiebelhustensaft:** 1 klein geschnittene Zwiebel, 1 Teelöffel Thymian, 1 Teelöffel Schafgarbe und 100 Milliliter Wasser mit ein wenig Kandiszucker – für Säuglinge Rohrohrzucker – aufkochen und dann abkühlen lassen. Den Hustensaft teelöffelweise über den Tag verteilt geben.

Warmes Wasser

- **Armbad:** Ständiges Husten kann kleine Patienten ganz schön mitnehmen. Ein Armbad stärkt den Kreislauf und sorgt für eine bessere Durchblutung im Brustraum (ab 6. Lebensmonat). Wenn Ihr Kind kalte Hände hat, fröstelt und über Halsschmerzen klagt, füllen Sie eine große Schüssel (oder ein Waschbecken) mit 33 °C warmem Wasser. Als Zusätze können Sie einige Tropfen Thymian-Myrte-Öl, Rosmarinöl oder auch wertvolle Badezusätze verwenden. Ihr Kind sollte die Hände bis kurz über die Ellenbogen in das Wasser tauchen. Langsam heißes Wasser nachgießen, bis das Thermometer 40 °C anzeigt. Maximal 10 Minuten anwenden. Danach das Kind nachruhen lassen.
- **Inhalation:** Für größere Kinder (ab dem Schulalter) eignet sich bei starkem Husten eine Inhalation mit Thymian, Kamille oder Angelikawurzelöl (tötet Keime ab): 2 Teelöffel Thymian oder Kamillenblüten oder 3 Tropfen Angelikawurzelöl mit heißem, nicht kochendem Wasser in eine Schüssel geben. Kopf darüber beugen lassen. Schüssel und Kopf mit einem Handtuch bedecken. Schlüpfen Sie bei Kindern unter 6 Jahren mit unter das Handtuch. Ihr Kind sollte abwechselnd durch Nase und Mund den heilsamen Dampf einatmen. 10 Minuten inhalieren lassen, dann das Gesicht abtrocknen und das Kind etwas nachruhen lassen.

Inhalieren kann auf die gezeigte Weise zu seinem lustigen Spiel für Ihr krankes Kind werden. Vielleicht erzählen Sie dazu noch eine kleine Geschichte.

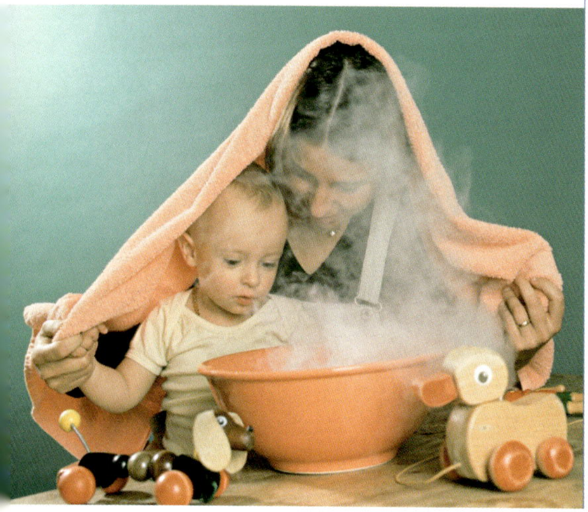

Kopfschmerzen

Unsere Welt wird lauter, schriller, schneller – kein Wunder, dass auch kleine Köpfe immer häufiger schmerzen. Verspannungen, Stress, Ängste, zu viel Lärm, das alles kann Kopfweh auslösen. Es kann jedoch auch ein Begleitsymptom bei ernsthafteren Erkrankungen wie Grippe oder den klassischen Kinderkrankheiten sein.

Feuchte Umschläge

Bei akutem Kopfweh tut ein feuchtkalter Umschlag auf der Stirn gut. Der frische Duft von Zitrone oder Pfefferminze belebt und lindert die Schmerzen.

- **Zitronenumschlag:** Entweder Sie nehmen die Zitronenschale direkt (ungespritzt, weiße Innenhaut entfernen) oder pressen die Zitrone aus und träufeln den Saft auf ein Tuch. Stirn damit bedecken. Handtuch darüber legen. 1/2 Stunde wirken lassen.
- **Pfefferminzumschlag** (erst ab 2. Lebensjahr!): 3 Tropfen reines Pfefferminzöl (Apotheke) auf ein leicht feuchtes Tuch geben und auf die Stirn legen. 1/2 Stunde wirken lassen.
- **Meerrettich-Nacken-Kompresse** (ab 3. Lebensjahr): 1 frischen Stangenmeerrettich klein hacken und in ein feuchtes Tuch schlagen. Den Nacken damit bedecken und 15 Minuten einwirken lassen.

Achtung: Zitrone oder Meerrettich nicht bei empfindlicher Haut anwenden. Wenn es juckt, den Umschlag sofort abnehmen!

Anti-Kopfweh-Tees

- **Mädesüßtee** (ab 3 Jahren): Bereits in der Antike war Mädesüß (Wiesensüß) wegen seiner schmerzlindernden Eigenschaften bekannt. Diese Pflanze wurde auch dem Met beigemischt. Sie enthält Salizylate, das sind Wirkstoffe, die schmerzlindernd wirken.

1 Esslöffel Mädesüßblüten mit 150 Milliliter kochendem Wasser überbrühen und 10 Minuten ziehen lassen. So heiß wie möglich in kleinen Schlucken trinken lassen.

Gehen Sie bitte mit Ihrem Kind zum Arzt:

- Wenn es öfter unter Kopfschmerzen leidet
- Wenn Fieber, Übelkeit, Benommenheit oder Erbrechen hinzukommen (Verdacht auf Gehirnhautentzündung!)
- Wenn die Kopfschmerzen immer nachts auftreten und von Taubheitsgefühl, Schwindel oder Sehstörungen begleitet werden (Ohren- oder Nervenerkrankung)

Die Tiermassage ist ein Anti-Kopfweh-Spiel, das Kindern gut gefällt: Ihre Hände spielen verschiedene Tiere. Elefanten, Kängurus und Schlangen stampfen, springen und kriechen zum verspannten Nacken hoch und massieren den Kopfschmerz weg.

- **Weidenrindentee** (ab 12 Jahren): Weidenrinde enthält die natürliche Azetylsalizylsäure (ASS, Wirkstoff im Aspirin), ist aber weitaus magenfreundlicher als eine Tablette: 1 Teelöffel getrockenete Weidenrinde mit 200 Milliliter Wasser 5 Minuten köcheln. Dann noch 5 Minuten ziehen lassen, abseihen. Geben Sie Ihrem Kind 1 Tasse davon über den Tag verteilt zu trinken. Achtung: Nicht anwenden bei überempfindlichem Magen, Asthma, Diabetes oder wenn andere Medikamente eingenommen werden müssen!

Wasser

- **Ansteigendes Fußbad:** bei Kopfschmerz infolge von Erkältung oder starkem Schnupfen, wenn Wärme gut tut. Als Zusätze für das Fußbadewasser verwenden Sie Meersalz (1 bis 2 Esslöffel), Johanniskraut, Lavendel oder Melisse (jeweils 1 Tasse starken Aufguss verwenden). Eimer oder Schüssel mit angenehm handwarmem Wasser füllen. Ihr Kind sollte die Waden bis zur Hälfte ins Wasser tauchen. Dann gießen Sie langsam (Vorsicht!) heißes Wasser nach, bis maximal 40 °C erreicht werden (mit Thermometer sorgfältig prüfen). Das Bad bis zu 15 Minuten genießen lassen, danach abtrocknen und dicke Socken überziehen. 1/2 Stunde nachruhen.
- **Kalte Armgüsse:** belebend und erfrischend bei Kopfweh durch Erschöpfung oder durch zu viel Sonne. Kaltes Wasser in eine Schüssel oder in das Waschbecken füllen, beide Arme bis zum Oberarm etwa 30 Sekunden eintauchen. Haut nur trockenstreifen.

Den Kopf des Kindes kahl scheren, das war gestern. Heute können Sie die Eier der Läuse mit einem kleinzackigen Kamm entfernen oder die Biester mit Waschungen vertreiben und ihre Eier dabei zerstören.

Läusebefall

Läuse sind kleine flügellose Insekten, die sich über Eier (Nissen) rasant vermehren. Die blutsaugenden Parasiten befallen alle Säugetiere. Beim Menschen kommt die Kopflaus neben der Kleider- oder Filzlaus am häufigsten vor. Gerade bei Kindern, die beim Spielen ihre Köpfe zusammenstecken, haben die Tierchen einen leichten Sprung. Bitte kein falsches Schamgefühl! Wenn Ihr Kind Läuse hat, dann liegt das nicht an Ihnen. Läusebefall hat meist nichts mit mangelnder Hygiene zu tun. Und deshalb sollten Sie sofort alle in Ihrem Umfeld informieren (Kindergarten, Schule, Freunde mit Kindern). Je eher und konsequenter alle handeln, desto schneller sind die Parasiten wieder weg.

Waschungen

Läuse mögen keine scharfen Mittel und auch bei Gerbsäure (z. B. in Eichenrinde) verschwinden sie lieber.

- **Brennnesselwaschung:** Aus 2 Esslöffeln Brennnesselblättern und 1/4 Liter Wasser einen kräftigen Sud kochen. Noch lauwarm über den Kopf geben.
- **Eichenrindenwaschung:** Kochen Sie 2 Esslöffel Eichenrinde 10 Minuten lang in einem kleinen Topf auf. Der Sud sollte tief dunkelbraun sein. Abseihen und als Waschung für den Kopf benutzen. Mehrmals täglich anwenden, Achtung, der Sud kann färben.
- **Chrysanthemenwaschung:** 2 Teelöffel Chrysanthemenextrakt (aus der Aptheke) mit 1/2 Liter lauwarmem Wasser verdünnen. Die Kopfhaut damit abwaschen.

Teebaumöl

- Das scharfe Wundermittel (Achtung Allergiker!) hilft auch gegen kleine Parasiten. Geben Sie ein paar Tropfen reines Teebaumöl in das Badewasser bzw. waschen Sie den Kopf Ihres Kindes mit Teebaumölwasser. Oder geben Sie ein paar Tropfen Teebaumöl zu 1/4 Liter Olivenöl und massieren damit die Kopfhaut ein.
- Die Teebaum-Rose-Essenz von Hebamme Ingeborg Stadelmann (Bezugsadresse Seite 94) können Sie direkt auf die Kopfhaut geben.

Strikte Hygiene

- Bitte kochen Sie alles aus: Kopfkissen, Bettdecke, Matratze (mit Dampfreiniger behandeln!), Mütze usw. Das kleinste vergessene Ei kann die Parasiten wieder zurückbringen!

Tipp

Auch wenn Sie sich vor den Läusen ekeln, zeigen Sie das Ihrem Kind nicht zu deutlich. Erklären Sie, wie es dazu kommen konnte und dass das Kind selbst keine Schuld trifft. Arbeiten Sie gemeinsam daran, die ungebetenen Gäste wieder los zu werden und schicken Sie Ihr Kind erst wieder in Kindergarten oder Schule, wenn es einige Tage lang keinen neuen Befall mehr hatte.

Nierenschmerzen

Ist die Blase verkühlt oder entzündet, schmerzt, brennt oder juckt es beim Wasserlassen. Wenn die Nieren schmerzen, zieht das oft den gesamten Rücken entlang. Wenn Ihr Kind klagt, sein Rücken tue weh, achten Sie auf seinen Urin. Ein dunkelgelber Urin oder im extremen Fall ein etwas blutiger Urin weisen auf eine Nierenentzündung hin. Gehen Sie bitte mit Ihrem Kind auf jeden Fall zum Arzt, damit die Blasen- oder Nierenentzündung nicht verschleppt wird. Unterstützend gegen die Symptome und für eine schnelle Reinigung von den Bakterien helfen die folgenden Hausmittel.

Warm eingepackt ist Ihr Kind vor Nieren- oder Blasenproblemen am besten geschützt. In der kalten Jahreszeit daher auf warme Unterwäsche achten. Unterhemden oder Höschen aus Baumwolle, Schafwolle oder Angora halten Ihre Kinder rundum warm. Der hohe Anschaffungspreis zahlt sich aus!

Wirsing entzieht Gift

- **Wirsingwickel:** Er ist durchwärmend, lindert Nierenschmerzen, entzieht dem Körper die Giftstoffe und kann auch schon bei ganz kleinen Patienten angewandt werden. Einige Wirsingblätter fest mit dem Nudelholz weich rollern. Die Blätter einige Sekunden lang jeweils von beiden Seiten auf die heiße Ofenplatte legen oder in eine beschichtete Pfanne geben. Temperatur prüfen und so warm, wie gerade noch für Ihr Kind angenehm auf die Haut rund um den Nierenbereich legen. Über die Wirsingblätter kommt dann noch ein Baumwolltuch oder etwas Heilwolle und wird mit einem Schal fixiert. Am besten über Nacht wirken lassen.

Sitzbäder

Bei Blasenreizungen, Blasenentzündungen oder Nierenschmerzen lindert Wärme sofort die Schmerzen.

- **Teebaumölsitzbad:** wirkt entzündungshemmend und reinigend. 25 Tropfen Teebaumöl (Achtung, Allergiker!) zu 1/2 Liter 37 °C warmem Wasser geben. Lassen Sie Ihr Kind 15 Minuten im Sitzbad, dann sofort abtrocknen und warm einpacken.
- **Eichenrindensitzbad:** Eichenrinde enthält viel Gerbsäure, die gegen Bakterien hilft. 2 Esslöffel Eichenrinde mit 1/4 Liter Wasser

10 Minuten kochen, abseihen. Den Sud zu 1/4 Liter warmem Wasser geben. Das Kind etwa 10 Minuten hineinsetzen. Vorsicht, Eichenrinde färbt! Dann das Kind abtrocknen und warm einwickeln.

Tees für Nieren und Blase

■ Trinken, trinken und nochmals trinken. Nichts wirkt so gut gegen Nieren- und Blasenprobleme wie mindestens drei Liter Flüssigkeit am Tag, so spülen die Kinder die Keime einfach mit dem Urin aus. Neben den Lieblingsgetränken sollten Sie Ihrem Kind auch zwischendurch einen Blasen- oder Nierentee anbieten. (Mischungen aus der Apotheke bitte überprüfen, manchmal enthalten sie Kräuter, die für Kinder unter 6 Jahren noch nicht geeignet sind.)

■ **Schachtelhalmtee** (auch Zinnkraut oder Ackerschachtelhalm genannt): Dieser Tee sieht aus wie Urin. Er steigert die Harnausscheidung und vermindert die Giftstoffe. 3 Esslöffel Schachtelhalmkraut mit 150 Milliliter kochendem Wasser überbrühen und nur 2 Minuten ziehen lassen (wenn er länger zieht, schmeckt er scheußlich!). 1 bis 2 Tassen pro Tag davon trinken lassen. Mag Ihr Kind keinen Tee, können Sie den Schachtelhalm auch 1 Tag lang in kaltem Wasser stehen lassen und diesen Sud mit Säften verdünnen.

■ **Bärentraubenblättertee** (erst ab 12. Lebensjahr!): wirkt desinfizierend und antibakteriell, unterstützt die Behandlung mit Antibiotika. 1 Teelöffel Bärentraubenblätter mit 1/4 Liter Wasser aufkochen, 10 Minuten ziehen lassen, abseihen. Über den Tag verteilt 2 Tassen trinken lassen. Während der Behandlung auf Fleisch und Milch verzichten, da diese den Harn sauer machen und der Tee dann nicht richtig wirken kann. Bärentraubenblätter gibt es auch als Dragees oder Extrakt in der Apotheke.

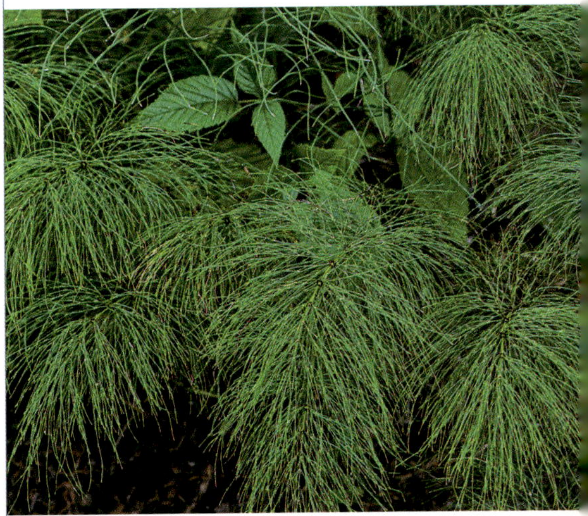

Der Ackerschachtelhalm wird völlig zu Unrecht oft als Unkraut bezeichnet. Seine Inhaltsstoffe sind äußerst wirksam bei allen Harnwegserkrankungen.

Ohrenschmerzen

Berührt Ihr Kleinkind häufig sein Ohr, kann das auf Schmerzen hinweisen. Ohrenschmerzen machen sich oft plötzlich als Druckgefühl im Ohr oder als pulsierender Schmerz bemerkbar. Meist geht ein starker Schnupfen voraus oder der Schmerz strahlt von einem Zahn aus. Auch Zugluft, z. B. bei geöffnetem Autofenster oder nach langem Baden, sowie Kinderkrankheiten wie Mumps können Ohrenschmerzen auslösen. Gehen Sie sofort zum Arzt, wenn Ihr Kind jünger als 3 Jahre ist oder die Ohrenschmerzen länger als 48 Stunden andauern!

Info

Geben Sie keine warmen Öle oder Tees in den Gehörgang! Bei einer Ohrenentzündung kann das Trommelfell reißen, Öl oder Tee könnten in das Mittelohr fließen und so den Gleichgewichtssinn zerstören.

Zwiebel und Knoblauch als Wickel

- Entzündungshemmend und schmerzlindernd bei starken Ohrenschmerzen oder Mittelohrentzündung sind Wickel mit Zwiebeln oder Knoblauch: 1 bis 2 körperwarme Zwiebeln oder 3 Knoblauchzehen klein hacken und in ein rollenförmiges Säckchen geben (sollte fingerdick sein und um das ganze Ohr reichen; z. B. Schlauchverband oder Fingerling aus der Apotheke). Säckchen rund um das Ohr legen. Alles mit Watte oder Heilwolle abdecken und mit Wollschal oder Mütze fixieren. Bis zu 1 Stunde wirken lassen.

Ohrkompressen und Pflaster

- **Auflagen mit Schwedenbitter oder Johanniskrautöl:** lindern Schmerz und Druck. Geben Sie auf 1 Stück Heilwolle 1 Esslöffel Schwedenbitter (Kräutersud aus der Apotheke) oder ein paar Tropfen Johanniskrautöl. Kompresse mit Schal oder Tuch fixieren und 1/2 Stunde wirken lassen. Mehrmals wiederholen.
- **Cantharidenpflaster:** In der Apotheke erhalten Sie Cantharidenpflaster mit dem Wirkstoff »Spanische Fliege«. Kleben Sie es hinter das Ohr Ihres Kindes (Anleitung beachten!). Der Wirkstoff wird auch in der Homöopathie angewandt und nimmt Druck und Schmerz.

Gegen akute Ohrenschmerzen hilft oft auch Wärme. Setzen Sie Ihr Kind (ab 4. Lebensjahr) vor eine Rotlichtlampe. Sonnenschutzbrille nicht vergessen!

Pilzinfektionen

In feuchtwarmem Klima (z. B. unter der Windel) und mit der richtigen Ernährung (zuckerhaltig) breiten sich Pilze besonders gut aus. Bei Säuglingen kommt es häufig zum so genannten Windelsoor: Der Po ist gereizt und rot und keine Salbe hilft mehr. Diese Pilzinfektion kann auch nach einer Antibiotikabehandlung auftreten. Pilze im Mund (Soor) sind ansteckend und werden bei Kleinkindern häufig über Spielsachen übertragen. Sie erkennen den Soor daran, dass Ihr Kind die Nahrung verweigert und Zunge und Rachenraum weiße Punkte, Bläschen oder Flächen aufweisen. Fußpilz wird nicht nur im Schwimmbad übertragen! Wenn es zwischen den Zehen juckt und brennt und die Haut gereizt oder rot ist, sollten Sie sofort Hausmittel anwenden.

Wenn die Pilze bei Ihrem Kind hartnäckig sind oder immer wiederkehren, empfiehlt sich eine Anti-Pilz-Diät über mehrere Wochen: dabei vor allem Zucker weglassen, auch keine zuckerhaltigen Getränke oder Fertigbreie geben! Weißmehl durch Vollkornmehl ersetzen. Das weitere Vorgehen erfragen Sie am besten beim Kinderarzt oder lesen Sie die entsprechenden Ratgeber.

Eichenrinde

- Eichenrinde wirkt hervorragend gegen Pilze im Windelbereich oder an den Füßen. 2 Esslöffel Eichenrinde mit 1/4 Liter Wasser aufkochen, 10 Minuten köcheln und im Wasser abkühlen lassen. Dann abseihen. Säuglinge im Windelbereich damit waschen oder abtupfen, Kleinkinder 10 Minuten in ein Sitzbad setzen. Achtung, Eichenrinde färbt stark. Wanne oder Eimer sofort säubern.

Heilwolle oder Heilseide

- Naturbelassene Heilwolle oder Heilseide entzieht den Pilzen den Nährboden und hilft der gereizten Haut, sich selbst zu heilen. Anwendung siehe »Hauterkrankungen«, Seite 61f.). Naturseideauflagen eignen sich gut für Wollallergiker (siehe Seite 39).

Salbei gegen Soor und Fußpilz

- Salbei wirkt entzündungshemmend und säubert die Mundschleimhaut. Kochen Sie 2 Esslöffel Salbeiblätter mit 1/4 Liter Wasser 10 Minuten auf. Den starken Salbeisud lauwarm oder kalt mit

Bei der Mundfäule sind Schleimhaut, Zunge und Zahnfleisch betroffen. Weißlich gelbe Bläschen und starker Mundgeruch sind erste Anzeichen. Ihr Kind hat starke Schmerzen, hohes Fieber und verweigert die Nahrung. Gehen Sie dann zum Arzt, denn Mundfäule ist sehr ansteckend!

einem Wattestäbchen in den Mundbereich streichen. Den Sud können Sie auch bei Fußpilz zu einem Bad der Füße verwenden oder die betroffenen Stellen damit einstreichen.

Teebaumöl

- Teebaumöl (Achtung Allergiker!) wirkt gut gegen Fußpilz. Nur mit Öl verdünnt anwenden und auf naturreine Qualität achten.
- Für Säuglinge und Kleinkinder empfiehlt sich die fertige Mischung Rose-Teebaum-Essenz von der Hebamme Ingeborg Stadelmann (Bezugsadresse Seite 94). Kleine Mengen mit Wattestäbchen in den Mundraum geben. Auch gut bei Windelsoor. Mund- und Windelsoor treten bei Babys häufig gemeinsam auf!

Schlafstörungen

Kinder brauchen genügend Schlaf. Doch wie ein Dreijähriges zum Nachmittagsschlaf bewegen, wenn es partout nicht will? Viele Kinder gehen so ungern ins Bett, dass sich die Eltern schon vor dem Zubettgehdrama fürchten und sich daher oft auch drücken. Ganz wichtig für den richtigen Schlaf: Rituale einsetzen und Zeiten konsequent einhalten, auch im Säuglingsalter. Bringen Sie Ihr Kind immer zur gleichen Zeit (z. B. 19 Uhr) ins Bett und nehmen Sie sich Zeit dafür (20 Minuten genügen).

Testen Sie mit einem Schlafplan, ob Ihr Kind wirklich zu wenig Schlaf hat: Notieren Sie 1 Woche lang die Schlafzeiten und was Sie bei nächtlichen Störungen dagegen getan haben. Sprechen Sie mit dem Kinderarzt oder mit einer Erziehungsberatungsstelle darüber.

Die mediterrane Küche mit ihren Kräutern wie Thymian und Majoran beugt Schlafstörungen auf ganz natürliche Weise vor!

Guter Schlafplatz

Wenn Ihr Kind tagsüber öfter nervös, quengelig oder gereizt ist, kann Müdigkeit dahinterstecken. Zu wenig Schlaf bei Kindern trübt die Stimmung und führt zu erhöhter Infektanfälligkeit, weil der Körper zu wenig Erholungsphasen hat.

- Überprüfen Sie den Schlafplatz: Ist die Matratze gut genug? Sind Wasseradern oder Strahlungskreuzungen vorhanden? Für Säuglinge sind Korkmatten, die Strahlen abhalten, sehr gut. Aus welchen Materialien besteht das Bett? Auf Metallgestelle verzichten: Eisen leitet Strahlen weiter. Elektrogeräte (Fernseher, Computer) aus dem Kinderzimmer verbannen. Musikanlage so weit wie möglich vom Bett, Babyphon mindestens 1 Meter vom Kopf des Babys entfernt aufstellen.
- Vor dem Zubettgehen gut lüften (auch im Winter). Die ideale Schlaftemperatur liegt bei 17 bis 18 °C.
- Farben wie Gelb, Grün oder Blau beruhigen – achten Sie auf farbliche Harmonie bei Wandfarbe, Vorhängen und Bettbezügen (zu viel Unruhe in den Mustern bringt Störungen mit sich).
- Wacht Ihr Kind öfter nachts auf und schreit oder weint ohne ersichtlichen Grund, können psychischer Stress (in der Schule, mit den Eltern oder mit Freunden) oder Eifersucht (auf die Geschwister) dahinterstecken. Geben Sie Ihrem Kind immer das Gefühl, dass es nicht alleine ist! Manche Schlafratgeber setzen auf harte Erziehungsmethoden (schreien lassen und alle paar Minuten nachsehen usw.): Gehen Sie lieber nach Ihrem eigenen Gefühl, beruhigen Sie Ihr Kind und bleiben Sie im Zimmer oder bieten Sie ihm an, dass es, wenn es sich beruhigt hat, mit zu Ihnen kommen kann. Auf keinen Fall schimpfen! Vielleicht hat Ihr Kind schlecht geträumt? Hat Angst im dunklen Zimmer? Dann hilft eventuell ein Nachtlicht.

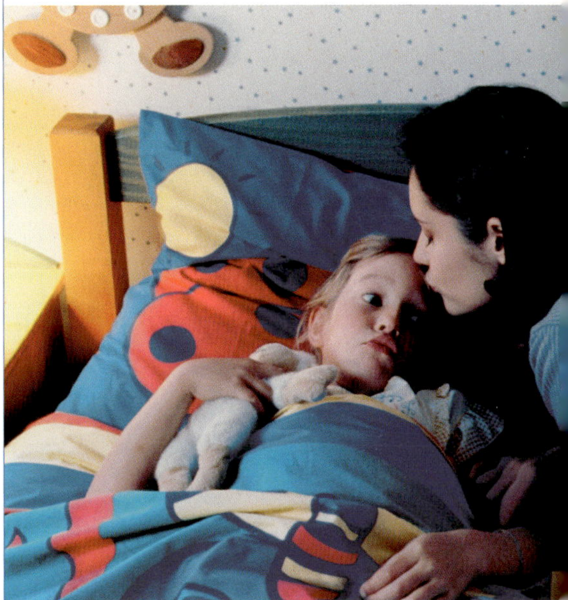

Kleine Rituale rund um das Zubettgehen gehören einfach dazu. Ihre tägliche Wiederkehr vermittelt Ihrem Kind Sicherheit und Ruhe – und einen besseren Schlaf.

Einschlafgetränke

- **Honigmilch:** Die gute alte warme Milch mit Honig bewirkt einen erholsamen Schlaf. Aber das Zähneputzen danach nicht vergessen!. Wenn Ihr Kind eher ungern warme Milch trinkt, können Sie als

Alternative Wollsocken in warme Milch tunken und ihm über Nacht (zum Schutz ein 2. Sockenpaar darüber) anziehen. Die Füße des Kindes sollten nicht auskühlen.

- **Einschlafteemischung** (ab dem Säuglingsalter): Baldrian, Hopfen und Melisse zu gleichen Teilen mischen. 2 Teelöffel dieser Mischung mit 1/4 Liter kochendem Wasser überbrühen, 15 Minuten ziehen lassen. Lassen Sie Ihr Kind jeden Abend 1 Tasse von diesem Tee etwa 30 Minuten vor dem Schlafengehen trinken, bei Säuglingen reichen 3 Teelöffel aus.
- **Melisse-Fenchel-Tee** (ab dem Säuglingsalter): Melissenkraut und zerdrückte Fenchelsamen zu gleichen Teilen mischen. 2 Teelöffel dieser Mischung mit 1/4 Liter kochendem Wasser übergießen und 10 Minuten ziehen lassen. 1 Tasse vor dem Zubettgehen trinken lassen.
- **Zitronengrastee** (ab dem Säuglingsalter): schmeckt erfrischend, harmonisiert den Körper und dient besonders zur Entspannung bei seelischem Stress. 2 Teelöffel getrocknetes Zitronengras (aus dem Teeladen oder dem Yogahandel) mit 1/4 Liter kochendem Wasser überbrühen und 15 Minuten ziehen lassen. 1 Tasse pro Abend trinken lassen.

»Wenn mein Kind mittags schläft, dann bringe ich es abends nicht rechtzeitig ins Bett!« Das ist ein Ammenmärchen. Babys oder Kleinkinder, die einen Mittagsschlaf machen, können trotzdem abends um 19 Uhr im Bett sein. Denn nicht wer tagsüber wach bleibt, schläft nachts gut, sondern wer tagsüber gut schläft, schläft auch nachts gut! Dauert der Mittagsschlaf allerdings länger als drei Stunden, müssen Sie Ihr Kind sanft wecken oder es dann abends eine Stunde später zu Bett bringen.

Einschlafdüfte

- Stellen Sie im Kinderzimmer (ab 3. Lebensjahr) 1/2 Stunde vor dem Schlafengehen 10 Minuten lang eine Aromalampe auf. Als ätherische Öle bieten sich Lavendel oder Melisse an.
- Beruhigenden und harmonisierende Düfte werden auch über ein Vollbad aufgenommen: Kamille, Lavendel oder Melisse als Badezusatz verwenden.
- **Bauchwickel:** Da Wärme beim Einschlafen hilft, können Sie einen Bauchwickel anlegen (Anwendung siehe »Bauchschmerzen«, Seite 44 ff.; im Tiefschlaf wieder abnehmen). Am besten sind Zusätze wie Kamille, Melisse, Lavendel oder Fenchel. Oder ein warmer Heublumensack (siehe Seite 46).

Schnupfen

Eine verstopfte oder laufende Nase stört Kinder und Eltern immer: tagsüber beim Spielen, nachts beim Schlafen. Doch bedenken Sie, bis zu zwölf Infekte pro Jahr sind normal und auch wichtig, damit das Immunsystem Ihres Kindes seine Abwehrkräfte aufbauen kann. Schnupfennasen vorbeugen können Sie durch eine ausgewogene gesunde Ernährung (siehe Seite 25 ff.). »Verpacken« Sie Gemüse in Suppen, Saucen, Reis oder Nudeln. Achten Sie auf genügend vitaminreiches Obst (als Zusatz sind Sanddornsaft oder Holunderblütensirup besser als Vitaminpillen). Was noch hilft: viel frische Luft, auch bei Schnupfen, und gut gelüftete Räume. Bei trockener Heizungsluft den Raum mit nassen Tüchern, Tischbrunnen oder Verdunster befeuchten.

Schnupfen bei Kindern gut auskurieren, sonst folgt eventuell eine Nasennebenhöhlenentzündung. Wenn das Sekret gelblich oder grünlich ist, bringen Sie Ihr Kind zum Arzt! Kopfschmerzen, Taubheitsgefühl, starker Druck um die Augen herum, Ohrenschmerzen oder Fieber sind erste Anzeichen für eine Nebenhöhlenentzündung.

Nasenspülung

Die Nase wird wieder frei von Bakterien und Schleim, wenn sie gut gespült wird. Wenn Sie Ihr Baby stillen, verwenden Sie abgepumpte Muttermilch für die Nasenspülung. Muttermilch hilft auch äußerlich gegen wunde Nasen.

- **Zuckerspülung** (ab 4. Lebensjahr): 2 Teelöffel Traubenzucker in 1 Tasse Kamillentee auflösen. Mit einer Pipette (Apotheke) alle 3 Stunden 2 Tropfen davon in jedes Nasenloch träufeln.
- **Salzspülung** (ab 3. Lebensjahr): Kochsalzlösung aus der Apotheke alle 2 bis 3 Stunden in beide Nasenlöcher träufeln.
- **Nasendusche:** Von Emser gibt es ein Nasenspülsalz und eine Nasendusche: Mit Hilfe dieses Gerätes können Kinder ab 5 Jahren selbst ihre Nase durchspülen (Gebrauchsanweisung beachten).

Tipp

Zur Vorbeugung gegen Nebenhöhlenentzündung: 1 Messerspitze gemahlenen Zimt auf ein trockenes Brot geben, gut kauen lassen. Oder Kapuzinerkresse und schwarze Meerrettichwurzel zermahlen, 1 Teelöffel davon aufs Brot geben (ist allerdings recht scharf).

Kampfer, Eukalyptus oder Minze sind für kleine Kinder noch zu scharf! Achten Sie deshalb bei fertigen Schnupfen-Husten-Einreibemitteln auf die Zutatenliste.

Zwiebelduft

■ Schneiden Sie 1 bis 2 Zwiebeln klein, legen Sie sie auf einen flachen Teller und stellen Sie diesen neben dem Kinderbett auf. Bei Säuglingen und Kleinkindern können Sie die Zwiebeln auch in ein Säckchen geben und 1 Meter entfernt vom Bett aufhängen. Der Duft macht die Nase über Nacht frei.

Angelikawurzel

■ Von der Hebamme Stadelmann (Bezugsadresse Seite 94) gibt es einen fertigen Engelwurzelbalsam, der auf die Nasenflügel aufgetragen wird und Schnupfennasen auch bei Säuglingen auf sanfte Weise frei macht. Der Balsam enthält Angelikawurzel.

Inhalationen

Kinder ab 6 Jahren können alleine inhalieren – aber nur unter Aufsicht! Kinder ab 3 Jahren nehmen Sie auf den Schoß und schlüpfen mit unter das Handtuch oder die Decke. Wenn Sie eine »Indianersauna« veranstalten, macht Ihr Kleines bestimmt gerne mit. Es sollte abwechselnd durch Nase und Mund atmen. 3- bis 4-mal täglich im Abstand von 3 Stunden inhalieren. Kamille empfiehlt sich nur bei sehr stark laufender Nase, ansonsten trocknet sie zu sehr aus.

Abschwellende Nasentropfen (für Kinder) nur vor dem Zubettgehen anwenden, damit Ihr Kind gut durchschlafen kann. Zu häufiger Gebrauch trocknet die Nasenschleimhaut aus und führt langfristig zu einer chronisch verstopften Nase.

■ **Meersalzinhalation:** hilft gut bei laufender Nase. Ist sie bereits rot und wund, vorab etwas Fettcreme auftragen, damit der Dampf nicht brennt. 2 Esslöffel Meersalz auf 1/2 Liter kochendes Wasser in eine Schüssel geben. 10 Minuten inhalieren lassen. Anschließend nachruhen und mindestens 2 Stunden nicht ins Freie gehen!

■ **Engelwurzelbalsam-Inhalation:** eine erbsengroße Menge des Engelwurzelbalsams auf 1/2 Liter kochendes Wasser geben. Etwas abkühlen lassen und 10 Minuten inhalieren lassen.

■ **Thymianinhalation:** besonders gut bei Schnupfen mit Husten, denn Thymian entkrampft und macht die Nase frei. 2 Teelöffel Thymiankraut mit 1/2 Liter Wasser aufkochen, 10 Minuten ziehen lassen. 15 Minuten inhalieren und dann nachruhen lassen.

Verstopfung

Bei Stillkindern ist es ganz normal, wenn ein paar Tage lang nichts in die Windel geht. Verstopfung tritt häufiger auf, wenn die Nahrung umgestellt wird. Halten Sie sich bei der Einführung von fester Kost an die goldene Hebammenregel: 1 neue Zutat pro Monat! (siehe auch »Die gesundeErnährung«, Seite 25ff.). Das kindliche Verdauungssystem muss sich langsam umgewöhnen.

Kleinkinder haben manchmal Probleme, viel Flüssigkeit aufzunehmen. Hier können Sie mit kleinen Erinnerungen nachhelfen oder vermehrt auf »flüssigeres« Obst und Gemüse umstellen: z. B. Zucchini statt Kartoffeln oder Karotten, Birnen und Melonen statt Bananen. Bei häufigen Stuhlproblemen müssen Sie auf die Trinkmenge achten: Säuglinge zwischen 250 und 500 Milliliter zusätzlich zur Milch, Kleinkinder zwischen 1/2 bis 1 Liter pro Tag, größere Kinder 2 bis 3 Liter pro Tag. Lassen Sie Schokolade, zuckerhaltige Getränke und andere Süßigkeiten weg.

Leidet Ihr Baby häufig unter Verstopfung, versuchen Sie es mit 1 Teelöffel Milchzucker (Laktose) täglich – aber vorher eine Laktoseunverträglichkeit ausschließen lassen.

Wenn Ihr Kind den Stuhl nur mit Kraftanstrengung herausdrücken kann, können Sie nachhelfen: Geben Sie rund um den After etwas Vaseline. Stochern Sie niemals mit dem Fieberthermometer im After herum – das kann zu Darmverletzungen oder Impotenz führen! Besser: Setzen Sie Ihr Baby oder Kleinkind in ein warmes Bad, dann kann es sein festes »Ei« entspannt legen. Letztes Mittel ist ein Klistier aus der Apotheke oder ein Einlauf.

Massagen zur Darmanregung

- **Hand-Druck-Massage:** besonders bei Säuglingen und Kleinkindern zu empfehlen. In der Handinnenfläche zwischen Daumen und Zeigefinger (in der Mitte der Kuhle) befindet sich der Akupresspunkt für den Verdauungstrakt. Diesen Punkt 1 Minute lang im Uhrzeigersinn massieren. Kurze Pause und dann bis zu 5-mal wiederholen. An beiden Hände massieren.
- **Bauch-Sonnen-Massage:** Teil der klassischen Babymassage (Kurse bei Hebammen), regt Verdauung und Ausscheidung an. Mit kreisrunden Bewegungen der flachen Hände im Uhrzeigersinn um den Nabel ein Sonne beschreiben. Hände mit etwas Öl durch Reibung vorwärmen. 3 Minuten massieren; bis zu 3-mal täglich.

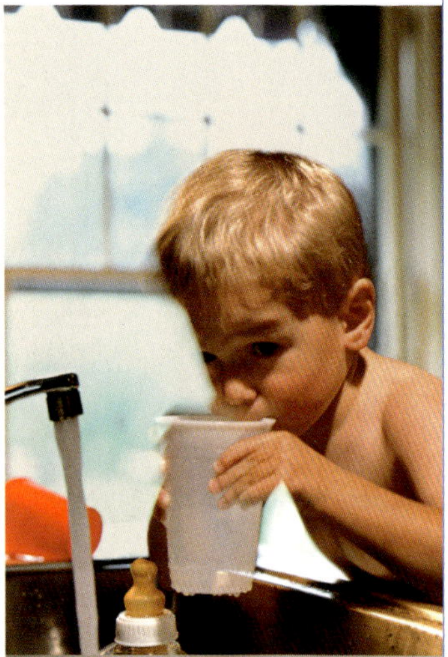

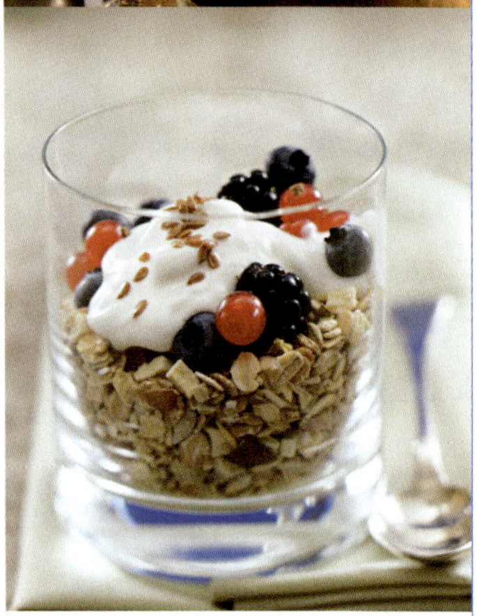

Oben: Lauwarmes Leitungswasser hilft gegen Verstopfung – erfragen Sie aber die Waserqualität bei Ihren Stadtwerken.
Unten: Der leicht nussige Geschmack verbessert das Müsli – und die Verdauung.

Lauwarmes Wasser

■ Das einfachste und beste Mittel gegen Verstopfung: Lassen Sie Ihr Kind vor dem Zubettgehen und morgens gleich nach dem Aufstehen 1 Glas lauwarmes Leitungswasser trinken.

Früchte

■ Birnen, Melonen, Pflaumen, Feigen, Datteln – getrocknet oder frisch – regen den Darm an und helfen auch gegen Übersäuerung. Trockenfrüchte können Sie über Nacht in etwas Wasser einweichen. Lassen Sie Ihr Kind morgens 1 Frucht essen und etwas vom Einweichwasser trinken.

■ Fruchtsäfte (z. B. Apfel, Birne, Pflaume, Holunder) oder auch Sauerkrautsaft helfen dem Darm auf die Sprünge. Geben Sie die Säfte aber immer nur verdünnt.

Körner

■ Leinsamen ist ballaststoffreich und regt deshalb die Verdauung nachhaltig an. 2 Esslöffel Leinsamen in Saft, Milch, Joghurt oder zum Müsli geben. Wirkt jedoch erst nach ein paar Tagen.

■ Für Kinder ab 6 Jahren ist Weizenkleie zu empfehlen. 3 Esslöffel davon in 1 Glas Wasser einrühren und trinken lassen. Zusätzlich viel (mindestens 2 Liter) Flüssigkeit geben. Wirkt nach 2 bis 3 Tagen.

Einlauf für die Darmentleerung

Kinder finden einen Einlauf – wenn sie ihn erst kennen – gar nicht so schlimm wie manche Erwachsene. Er hilft schnell, reinigt und entleert den Darm und er kann auch Fieber senken.
Lauwarmer Kamillentee oder handwarme Kochsalzlösung in ein Gummiklistier (Apotheke) füllen, Spitze mit Fettcreme einreiben. Flüssigkeitsmenge: für Säuglinge 70 bis 100 Milliliter, für Kleinkinder 150 bis 250 Milliliter und für Schulkinder 250 bis 500 Milliliter. Am einfachsten ist die Anwendung, wenn Ihr Kind in Seitenlage

(auf der linken Körperseite) mit angezogenen Beinen liegt. So kann die Flüssigkeit besser durch den Darm laufen. Die Spitze des Klistiers langsam und behutsam in den After einführen und den Gummiball zügig durch Druck entleeren. Kleinkinder und Babys sofort auf den Topf bzw. die Toilette setzten oder über der Toilette bzw. dem Waschbecken abhalten. Bei größeren Kindern stellt sich der Stuhldrang nach wenigen Minuten ein. Einlauf nur 1-mal, allenfalls 2-mal hintereinander durchführen.
Wichtig: Einlauf nicht bei akuten Krämpfen oder starken Bauchschmerzen anwenden.

Warzen

Warzen können bei Kindern häufiger auftreten, da ihr Immunsystem noch nicht voll ausgebildet ist. Warzen sind kleine Knötchen auf der Haut und werden durch Viren ausgelöst. Flachwarzen treten häufig auf Füßen, Händen oder im Gesicht auf. Dornwarzen (schwarze Punkte auf der Fußsohle) wachsen nach innen und schmerzen beim Gehen. Psychisch gesehen können sie ein Zeichen dafür sein, dass die Seele Ihres Kindes etwas aus einem früheren Leben mitgebracht hat. Eine Ausleitungsbehandlung bei einem Heilpraktiker kann hier gute Erfolge bringen.
Achten Sie bei Warzen auf die Hygiene, damit sich Ihr Kind nicht immer wieder mit dem Virus ansteckt.

Saure Tinkturen

Bis die Warze verschwindet, dauert es meist 1 bis 2 Wochen. Aber mit sauren Tinkturen können Sie die »chemische Keule« vermeiden.

- **Essigtinktur:** aus 2 Teelöffeln Apfelessig, 3 Esslöffeln Meersalz und 2 Tropfen Lavendelöl eine Tinktur herstellen. Lösung 2-mal täglich auf die Warze streichen.
- **Zitronentinktur:** 3 Zitronen auspressen und mit 3 Esslöffeln Meersalz verrühren. Täglich 2- bis 3-mal einige Tropfen davon auf

Tipp *t*

Bei der Behandlung von Dornwarzen an den Füßen sollten Sie die verhornte Haut immer wieder von einem Arzt entfernen lassen.

die Warze träufeln. Tinktur im Kühlschrank lagern, sie kann bis zu 3 Tage lang verwendet werden.

- **Knoblauchtinktur:** 2 bis 3 Knoblauchzehen zerdrücken und mit Essigwasser anrühren (Essig und Wasser zu gleichen Teilen mischen). Einige Tropfen davon mehrmals täglich auf die Warze geben. Sitzt die Warze am Fuß, können Sie das Knoblauchwasser auch als Zusatz für ein lauwarmes Fußbad verwenden.

Kräutermilch

Auf unseren Wiesen finden sich Kräuter, deren Stängel eine Milch enthalten, die gut gegen Warzen wirkt.

- **Löwenzahnmilch:** Zupfen Sie 1 Löwenzahnpflanze ab und schneiden Sie den Stängel auf. Die darin enthaltene Milch auf die Warzen tupfen. Achtung: Löwenzahnmilch ist für kleine Kinder giftig, nicht in den Mund nehmen lassen!
- **Schöllkraut** (auch Warzenkraut genannt, für Kinder ab 12 Jahren): Die leuchtend orangefarbene Milch im Stängel des Schöllkrauts wirkt ätzend und hilft daher sehr gut gegen Warzen. Aber Vorsicht: Die Milch ist hochgiftig und färbt ab. Deshalb nicht in den Mund nehmen lassen, Hände sofort gut abwaschen, am besten Handschuhe benutzen! Schöllkraut sollte von Schwangeren oder stillenden Müttern nicht angewendet werden.
- **Thuja-Urtinktur:** Alternativ zu Löwenzahn- oder Schöllkrautmilch erhalten Sie in der Apotheke die fertige Thuja-Urtinktur gegen Warzen.

Ein Warzenvirus befällt das Kind häufig aufgrund einer vorübergehenden oder lokal begrenzten Abwehrschwäche. Versuchen Sie daher, das Immunsystem Ihres Kindes durch gesunde, vitaminreiche Kost und viel Bewegung an der frischen Luft möglichst immer fit zu halten.

Teebaumöl

- Das australische Myrtengewächs wird in seiner Heimat schon seit alters gegen Warzen angewandt. Das wirksame Öl wird über die ledrigen Blätter abgegeben.

Geben Sie täglich mehrmals einige Tropfen reines Teebaumöl (bei Kleinkindern verdünnt mit etwas Olivenöl) auf die Warze (Achtung Allergiker!).

Wurmbefall

Bei einer Wurmerkrankung gilt das Gleiche wie bei Läusen (siehe Seite 68 f.): Es liegt nicht an der mangelnden Hygiene, es liegt nicht an Schlamperei! Würmer nisten sich im Darm ein, weil dieser nicht gesund ist oder das Kind nicht über genügend Abwehrkräfte verfügt. Häufigste Überträger sind Haustiere. Wurmeier geraten über eine Schmierinfektion von der Hand über den Mund in den Darm des Kindes, deshalb sollten sich Kinder nicht von Hunden oder Katzen ablecken lassen. Manchmal sind auch Sandkästen, die durch Tierkot verunreinigt sind, die Quelle der Wurmeier.
Eine Infektion mit Würmern kann nur der Arzt über eine Stuhlprobe sicher feststellen. Infizierte Kinder kratzen sich oft am After, sind unruhig, haben gerötete Augenränder, Bauchschmerzen, Schlafstörungen oder essen wenig. Achtung: Eine Wurminfektion kann die ganze Familie betreffen. Kochen Sie Waschlappen und Handtücher u. Ä. sofort aus! Wischen Sie die Toilettenbrille nach jeder Benutzung mit keimtötenden Mitteln ab!
Die Würmer wandern nachts aus dem Darm zum After und legen dort ihre Eier ab. Deshalb sollten Sie morgens eine gründliche Wäsche des Pos durchführen. Zusätzlich können Sie den Afterausgang vor dem Zubettgehen mit einer fettigen, klebrigen Creme einreiben (z. B. von Penaten). Wenn die Würmer den Darm nachts verlassen, bleiben sie an der Creme kleben.

Gerbsäure als Wurmkiller

- **Eichenrindewaschung:** Säubern Sie den Afterbereich Ihres Kindes mehrmals täglich mit einem Eichenrindensud oder lassen Sie Ihr Kind ein Sitzbad darin machen (siehe »Pilzinfektionen«, Seite 73f.).
- **Walnussblättertee** (ab Säuglingsalter): Walnussblätter enthalten viel Gerbsäure, die gut gegen Würmer wirkt. 2 Teelöffel Walnussblätter mit 1/4 Liter Wasser überbrühen, 10 Minuten ziehen lassen. Schluckweise zu trinken geben.

Tipp

Nahrungsmittel, die aufgrund ihres Gerbstoffgehalts den Auszug der Würmer aus dem Darm begünstigen, sind z. B.: Knoblauch, Zwiebeln, rohe Karotten und frisches Sauerkraut.

Kürbiskernöl vertreibt die lästigen Plagegeister aus dem Darm. 1 kleines Glas Kürbiskernöl mit dem Saft von 1 ausgepressten Zitrone vermischen. Ihr Kind sollte das Glas über den Tag verteilt trinken (ab 3. Lebensjahr).

Zahnen/Zahnschmerzen

Auch wenn die Zähne noch nicht zu sehen sind, können sie schon schmerzen. Bei Säuglingen »schießen« die Zähnchen bereits ab den ersten Lebensmonaten in den Kiefer ein. Das juckt und deshalb kauen Babys gerne auf allem herum.

Wenn die Zähne durchstoßen, vor allem die Backenzähne, schmerzt das Zahnfleisch. Häufig tritt dabei Durchfall auf, da der Speichel dann Substanzen enthält, die das Zahnfleisch weich werden lassen, damit die Zähne besser durchkommen. Diese Weichmacher bringen das kindliche Verdauungssystem durcheinander: Der Stuhlgang wird häufiger und reizt stärker – ein wunder Po ist dann häufig die Folge.

Auch ältere Kinder können ihr Zahnweh oft noch nicht lokalisieren. Wenn ein Besuch beim Zahnarzt gerade nicht möglich ist (nachts oder im Urlaub), können Hausmittel den ersten Schmerz betäuben bzw. beim Zahnen von Babys mithelfen.

Kühle Kauhilfen

- Bei zahnenden Babys lindern kühle Kauhilfen das Jucken und den Druckschmerz: große Karotten (es sollte kein Stück abbrechen können, Gefahr des Verschluckens!) oder 1 Scheibe Gurke aus dem Kühlschrank, ein nasskalter Waschlappen, kleine Gefrierbeutel mit kaltem Wasser gefüllt.

Salbei

- Salbei wirkt entzündungshemmend und hilft gut gegen Rötungen und Reizungen im Mund- und Rachenraum.

2 Teelöffel Salbeiblätter mit 1/4 Liter kochendem Wasser überbrühen, 10 Minuten ziehen lassen, abseihen und etwas abkühlen lassen. Den Tee entweder direkt mit einem Wattestäbchen auf die betroffenen Stellen geben oder das Kind, wenn es schon etwas größer ist, damit gurgeln lassen.

Tipp

Zahnt Ihr Baby mit roten Backen und ist sehr quengelig, massieren Sie äußerlich ein paar Tropfen Nelkenöl in die Bäckchen ein. Auch das gemischte Zahnungsöl der Hebamme Ingeborg Stadelmann (Bezugsadresse siehe Seite 94) hilft gegen akute Zahnungsschmerzen. Als Kauhilfen haben sich Veilchenwurzel (Bezugsadresse Seite 94) und kalte Fenchelstängel bewährt.

Wichtig: Salbei ist nichts für stillende Mütter, die Pflanze wirkt abstillend und hemmt die Milchbildung!

Nelken

- Bei akutem Zahnweh geben Sie 2 Tropfen reines Nelkenöl auf ein Wattestäbchen und massieren damit das Zahnfleisch und den betroffenen Zahn. Nelkenöl riecht sehr intensiv und kann auf der Zunge ein leichtes Taubheitsgefühl verursachen! Kleine Kinder mögen den Geschmack nicht besonders gerne.

Zwiebelsocken

- Diese Socken helfen bei Zahnbeschwerden mit Fieber oder bei starken Schmerzen als akutes Mittel, da sie die Fußreflexzonen stimulieren: 1 Zwiebel in 1 Zentimeter dicke Scheiben schneiden und auf einem umgedrehten Kochtopfdeckel über Wasserdampf langsam erwärmen. Warme Zwiebelscheiben auf die Fußsohlen geben, etwas Heilwolle zum Warmhalten darauf legen und mit einer Mullbinde fixieren. Warme Wollsocken darüber ziehen und 3 Stunden wirken lassen. Achten Sie auf warme Füße vor und während des Wickels.

Nicht jedes Baby braucht das gleiche Mittel! Vorsicht mit fertigen homöopathischen Mischungen gegen das Zahnen. Wenn Ihr Kind besonders heftig auf das Zahnen reagiert (Fieber, rote Backen über Wochen), fragen Sie Ihren Kinderarzt um Rat oder gehen Sie zu einem Homöopathen. Bewährt haben sich auch homöopathische Schmerzzäpfchen aus der Apotheke (Viburcol). Manche Kinder brauchen beim Zahnen viel Nähe: Verwenden Sie ein Tragetuch.

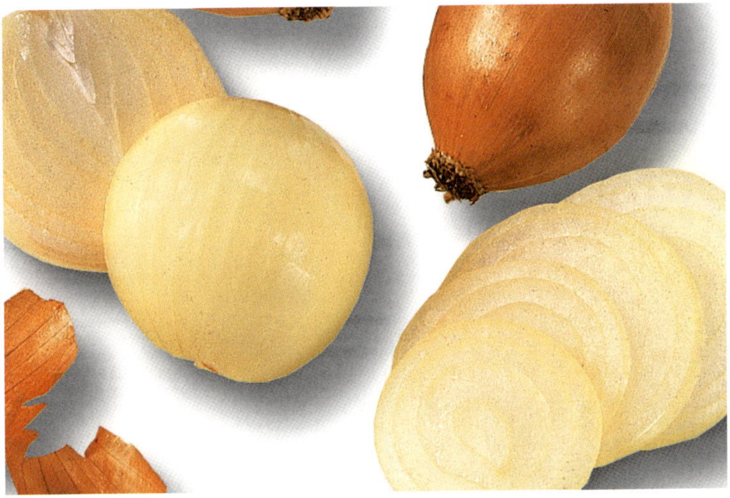

Der scharfe Zwiebelgeruch ist zwar zugegebenermaßen nicht jedermanns Sache, aber die Wirkungen dieses alten Heilmittels sind wirklich hervorragend. Und Zwiebelsocken wird Ihr Kind vermutlich so lustig finden, dass der Geruch es gar nicht mehr stört.

Erste Hilfe bei Unfällen und kleinen Notfällen

Kinder sind keine kleinen Erwachsenen – deshalb empfiehlt sich für jeden Elternteil: Besuchen Sie einen Erste-Hilfe-Kurs für Kinder (angeboten z. B. regional vom Deutschen Roten Kreuz). Herz-Lungen-Massage, Beatmung und stabile Seitenlage werden bei Säuglingen, Kleinkindern und Kindern anders durchgeführt als bei Erwachsenen! Im Notfall gilt immer: Etwas zu tun, ist besser als nichts zu tun. Wenn Sie unsicher sind, rufen Sie sofort den Notarzt oder Krankenwagen (über den Polizeinotruf 110, vom Handy oder Festnetz immer erreichbar).

Dieser Erste-Hilfe-Teil soll für Sie als Eltern in der Notsituation Stütze sein. Die Hausmittel ersetzen nicht den Notarzt und auch nicht die Nachbehandlung beim Kinderarzt! Schnelles und richtiges Handeln kann in Notfallsituationen aber sofort Schmerzen lindern und manchmal auch die Folgen eines Unfalls abschwächen.

Auch wenn Sie schon einmal einen Erste Hilfe-Kurs speziell für die Behandlung von Kindern absolviert haben, sollten Sie daran denken, diesen auch regelmäßig alle ein bis zwei Jahre wieder aufzufrischen. Da man ja nicht jeden Tag die Notfallmaßnahmen anwenden muss, vergisst man recht schnell wichtige Einzelheiten und vielleicht lebensrettende Handgriffe.

Insektenstiche

Biene, Wespe, Mücke: Beobachten Sie Insektenstiche bei Kindern immer genau. Denn allergische Reaktionen auf Insektengifte können sehr plötzlich entstehen. Bei Atemnot, sehr starker Schwellung oder Kreislaufproblemen das Kind sofort zum Arzt bringen!

Stichstelle versorgen

- Bienen- oder Wespenstachel sofort entfernen – mit einer Pinzette und ohne Druck auf das noch am Stachel hängende Unterteil der Biene, denn sonst pumpen Sie das Gift erst in den Körper.
- Lassen Sie sofort kühles Wasser über die Stichstelle laufen.
- Gegen das Brennen und Jucken legen Sie 1/2 Zwiebel mit der Schnittstelle auf die Stichstelle und lassen Sie sie 15 Minuten wirken.

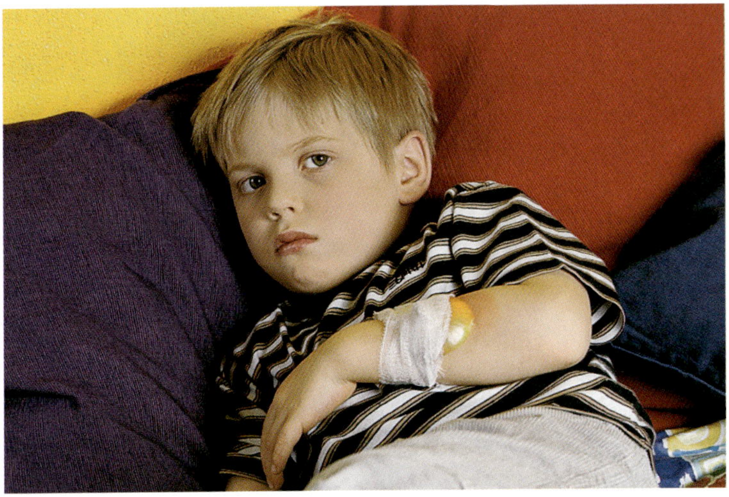

Die Zwiebel ist ein wahrer Allrounder. Ihre Säfte beruhigen die Stichstelle erstaunlich schnell, so dass sie nicht so sehr anschwillt und auch erheblich weniger juckt.

Juckreiz lindern

■ Teebaumöl, Lavendelöl oder Arnikaessenz stillen den Juckreiz und helfen gegen Schwellungen nach Insektenstichen. 1 Tropfen davon auf den Stich geben.

Wichtig: Teebaumöl sollten Sie auf keinen Fall verwenden, wenn Ihr Kind Allergiker ist, denn dieses ätherische Öl wird von vielen Menschen nicht vertragen. Generell sind Aromaöle bei Allergikern nur mit Vorsicht anzuwenden.

Nasenbluten

Ein Schlag auf die Nase oder ein Sturz – und schon blutet es. Keine Panik, das kommt bei Kindern häufiger vor.

■ Lassen Sie Ihr Kind sich nach vorne beugen, damit das Blut abfließen kann. Das Blut am besten auf ein Stofftaschentuch oder ein Handtuch tropfen lassen. Auf keinen Fall Watte o.Ä. in die Nasenlöcher stopfen! Kleine Kinder sollten das Blut, das in den Mund gelaufen ist, ausspucken (wenn Kinder zähflüssiges Blut schlucken, kann es bei Blutgerinnung zu Atemnot kommen!). Gehen Sie zum Arzt, wenn sich die Blutung nicht stoppen lässt oder häufig wiederkehrt und stärker wird.

■ Einige Stunden nach dem Nasenbluten empfiehlt sich eine Salzwasserlösung zum Durchspülen der Nasenlöcher (siehe Seite 77).

Kältereiz in den Nacken

- Bestes Hausmittel gegen Nasenbluten: Legen Sie Ihrem Kind einen kalten Waschlappen in den Nacken. Alternativen: ein Eisbeutel oder eine Kältepackung. Der Kältereiz stoppt die Blutung, weil sich die Blutgefäße verengen.

Tipp

Der Akupunkturpunkt für Übelkeit liegt auf der Unterarminnenseite 3 Finger breit unterhalb der Handgelenksfurche in Richtung Ellenbogen. Drücken Sie 1 Minute lang fest darauf.

Reisekrankheit

- Achten Sie bei Autofahrten darauf, dass Ihr Kind nicht liest und möglichst durch die Mitte noch vorne schaut. Verschließen Sie notfalls die Seitenfenster mit Tüchern oder Sonnenrollos, das mindert den »Miss-Match-Effekt« (Disharmonie zwischen optischer Wahrnehmung und gefühlter Bewegung), der zu Übelkeit führt.
- Gegen Reiseübelkeit bei Kindern hilft klein gehackte Petersilie: in ein Säckchen geben und auf dem Brustbereich festkleben oder in eine Brusttasche stecken.
- Der Geruch von Minze, Zitrone oder Ingwer wirkt ebenfalls magenberuhigend. Kinder ab 4 Jahren können Pfefferminzbonbons, Zitronenscheiben oder kandierten Ingwer lutschen.
- Wirksam auf Reisen: Akupunkturarmbänder aus der Apotheke.
- Handschmeichlersteine zum Spielen oder eine Kartoffel, die Ihr Kind in der Hand hält und zerdrückt, bekämpfen Übelkeit auf natürliche Weise.
- Achten Sie bei Babys darauf, dass vor dem Losfahren mindestens 1/2 Stunde Zeit nach der letzten Mahlzeit vergeht. Joghurt oder Quark vor der Autofahrt besser meiden.

Schluckauf

- Etwas zerriebene Gewürznelke kauen (erst ab 4. Lebensjahr) oder ein Zuckerstoß (3 Esslöffel Zucker in 1 Glas lauwarmem Wasser auflösen, schluckweise trinken lassen) können den Schluckauf vertreiben.

- Geben Sie Ihrem Kind 1 Glas Wasser mit 1 Spritzer Zitronensaft (die Säure bewirkt ein Zusammenziehen des Zwerchfells) oder lassen Sie Ihr Kind 1 Zitronenspalte lutschen.
- Es kann helfen, den Atemrhythmus kurz zu unterbrechen: z. B. Luft anhalten, 3 langsame Kniebeugen machen oder auf die Nasenwurzel drücken.

Kinder hicksen häufig, wenn sie frieren. Achten Sie darauf, dass Ihrem Kind warm ist.

Schock

Auslöser für einen Schock muss nicht immer ein Unfall (Blutung, Verbrennung) sein, auch allergische Reaktionen auf Insektenstiche oder Medikamente sowie starker Flüssigkeitsverlust können bei Kindern die Ursache sein. Auch wenn ein Schock erst nicht allzu ernst aussieht, befindet sich Ihr Kind in Lebensgefahr und braucht dringend ärztliche Hilfe! Anzeichen eines Schocks sind schwacher, aber rasender Puls, blasse, kaltschweißige Haut, Frieren, Unruhe, später Teilnahmslosigkeit bis zur Bewusstlosigkeit.

- Alarmieren Sie den Rettungsdienst oder den Notarzt.
- Bleiben Sie bei Ihrem Kind, es braucht ständige Betreuung.
- Legen Sie das Kind in die Schocklage: Es sollte flach auf dem Boden liegen, die Füße werden hoch gelagert, das unterstützt den Kreislauf.
- Decken Sie Ihr Kind mit einer Rettungsdecke (KFZ-Verbandskasten) oder einer Wolldecke warm zu.

Info

Fieber, Schwindel, Erbrechen oder Nackensteife können Anzeichen für einen Sonnenstich sein. Ist Ihr Kind unter 3 Jahren, gehen Sie sofort mit ihm zum Arzt, es besteht die Gefahr einer Gehirnhautentzündung. Bei größeren Kindern Kopf hochlagern und mit feuchten Tüchern kühlen, den Zustand des Kindes beobachten und notfalls den Arzt kontaktieren.

Sonnenbrand

Erste Anzeichen eines Sonnenbrands sind rote Hautstellen, heiße Haut oder auch Frösteln. Ein Sonnenbrand ist eine Verbrennung 1. oder 2. Grades! Beugen Sie deshalb immer vor: Kinder nie ohne Sonnenschutz, nie zur Mittagszeit und Kleinkinder nicht ohne Kopfschutz in die Sonne lassen. Denn jeder Sonnenbrand begünstigt das Risiko, später an Hautkrebs zu erkranken.

Flüssigkeit von innen und außen

- Bei Sonnenbrand muss Ihr Kind viel trinken, das unterstützt den Kreislauf.
- Führen Sie der Haut über fettreiche Cremes oder Lotionen Flüssigkeit zu.

Achten Sie auf die richtige Sonnencreme! Für Babys und Kleinkinder sind hohe Lichtschutzfaktoren ab 25 richtig. Mittlerweile ist bewiesen, dass nur mineralischer Sonnenschutz (Reformhaus, Apotheke) wirklich vor der Sonne schützt. Die normalen Sonnnencremes (sie müssen 30 Minuten vor Sonneneinstrahlung aufgetragen werden) lassen eine Hautveränderung durch die UV-Strahlung zu. Mineralische Sonnencremes hingegen reflektieren die Strahlen – und wirken sofort.

Kühle Auflagen

- Kühle Kompressen mit Quark oder Arnikaessenz (alternativ Combudoron-Essenz von Weleda) tun der sonnenverbrannten Haut gut. Ist im Urlaub nichts dergleichen vorhanden, nehmen Sie einfach nasse Tücher zum Kühlen.

Stromunfall

Strom ist für Kinder unsichtbar – sie erkennen die Gefahr nicht! Hat Ihr Kind einen Stromunfall (z. B. defektes Geräte oder es hat einen Nagel in die Steckdose gehalten), reagieren Sie sofort:

- Strom ausschalten, alle Sicherungen rausdrehen! Wenn Sie den Stromkreislauf nicht unterbrechen können, ziehen Sie Ihr Kind mit Hilfe isolierender Materialien aus dem Stromkreislauf, aber fassen Sie es nicht direkt an (Decken, Kleidung als Schutz)!
- Falls Ihr Kind bewusstlos ist oder nicht mehr atmet, führen Sie Erste-Hilfe-Maßnahmen durch (Beatmung, Herz-Lungen-Massage, stabile Seitenlage; im Notfallkurs erlernen!)
- Rufen Sie den Rettungsdienst oder Notarzt.

Sturz

- Ob vom Wickeltisch oder die Treppe hinunter: Babys und Kleinkinder stürzen häufig, Sie als Eltern können nicht jede Sekunde volle Überwachung leisten. Keine Panik, sondern bleiben Sie ruhig.

Wenn Sie unsicher sind, alarmieren Sie den Notarzt. Dann wird Ihr Kind professionell versorgt und geröngt werden.

- Hat das Kind nach dem Sturz sofort geschrien? Das ist gut. Dann liegt höchstwahrscheinlich nichts allzu Ernstes vor.
- Gehirnblutungen oder Ödeme (Wassereinlagerungen im Gehirn) bilden sich in den ersten 24 Stunden nach einem Sturz. Deshalb: Beobachten Sie Ihr Kind genau: Ist es benommen oder schläfrig? Verändern sich die Pupillen? Alarmieren Sie den Rettungsdienst.
- Kann sich Ihr Kind an den Sturz erinnern? Falls nicht, liegt möglicherweise eine Gehirnerschütterung vor. Bringen Sie es in diesem Fall zum Arzt. Es muss 24 Stunden lang beobachtet werden.

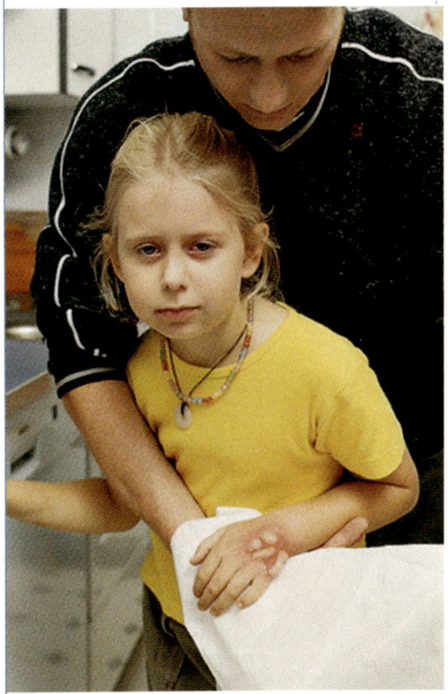

Bilden sich Brandblasen, müssen Sie Ihr Kind nach der Erstversorgung unbedingt einem Arzt vorstellen, damit die Verbrennung fachmännisch behandelt werden kann.

Verbrennung

- Sofortiges Kühlen verhindert sogar Brandblasen. Halten Sie die betroffene Stelle unter handwarmes, fließendes Wasser. Kühlen Sie mindestens 15 Minuten lang. Kurz pausieren, bis die Haut wieder warm ist, dann erneut kühlen.
- Eine Verbrennung zählt zu den schmerzhaftesten Unfällen, bleiben Sie deshalb bei Ihrem Kind. Babys oder Kleinkindern geben Sie wenn nötig ein Schmerzzäpfchen.
- Befinden sich Kleidungsreste an der verbrannten Stelle, diese nicht entfernen,sondern nur um die Wunde herum mit einer Schere vorsichtig abschneiden. Die eingebrannten Stoffreste muss der Arzt ablösen.
- Brandblasen keinesfalls aufstechen! Bei Verbrennungen 3. und 4. Grades, wenn die Haut grauschwarz verbrannt ist, oder wenn eine große Fläche (5 Prozent) am Körper oder das Gesicht betroffen sind, müssen Sie sofort den Notarzt alarmieren.
- Bedecken Sie die Brandwunden nach der Wasserkühlung mit einem sterilen Verbandstuch (Hausapotheke, KFZ-Verbandskasten).
- Keine Hausmittel (außer Wasser) auf die Brandwunde geben! Damit würden Sie mehr schaden als nützen.

Löschen Sie brennende Kleidung an Ihrem Kind mit einer Decke oder mit Wasser. Zeigt Ihr Kind Schockanzeichen (siehe dazu Seite 89), lagern Sie seine Beine höher und rufen Sie den Notarzt.

Vergiftung

Im 2. Lebensjahr ist die Neugier bei Kindern am größten, dann passieren Vergiftungsunfälle am häufigsten. Auslöser für Vergiftungen können u.a. sein: Haushaltschemikalien, Arzneimittel, Pflanzenschutzmittel, giftige Pflanzen, Beeren, Pilze, Zigaretten und verdorbene Lebensmittel.

Wenn Sie nicht dabei waren, als das Kind giftige Stoffe zu sich nahm, oder nur eine leere Flasche finden – Vergiftungen lassen sich an folgenden Symptomen erkennen: Übelkeit, eventuell Erbrechen, Bauchschmerzen, Durchfall, Atem- und Kreislaufbeschwerden, Schweißausbrüche, Schwindel, Krämpfe, Bewusstseinstrübung oder gar Bewusstlosigkeit.

t Tipp

Heben Sie alle – wirklich alle! – Chemikalien in einem abschließbaren Schrank auf. Stellen Sie Spülmittel, Putzmittel, Duschgel, Shampoo, Lampenöl, Petroleum usw. in Höhen, die für Ihr Kind nicht erreichbar sind.

Erste-Hilfe-Maßnahmen

- Prüfen Sie zuerst Bewusstsein, Atmung und Kreislauf des Kindes. Führen Sie, wenn nötig, Erste-Hilfe-Maßnahmen durch: Mund-zu-Mund-Beatmung (Tuch als Giftbarriere benutzen!), Herzmassage, stabile Seitenlage.
- Alarmieren Sie umgehend den Notarzt.
- Rufen Sie die Giftnotrufzentrale an (Telefonnummer finden Sie auf der 1. Seite des örtlichen Telefonbuchs) und beantworten Sie folgende Fragen: Wer ist vergiftet? Womit? Wie viel? Wann? Welche Vergiftungserscheinungen hat Ihr Kind? Was wurde bereits an Erste-Hilfe-Maßnahmen durchgeführt?
- Bringen Sie auf keinen Fall Ihr Kind zum Erbrechen (ätzende Mittel könnten die Speiseröhre noch mehr verletzen) oder etwas zu trinken geben (es könnte sich Schaum bilden)! Maßnahmen klärt der Arzt bzw. die Giftnotrufzentrale.
- Wenn Ihr Kind von sich aus erbricht, helfen Sie ihm, am besten ziehen Sie sich dazu Handschuhe über (Gefahr von Verätzung).
- Achten Sie unbedingt auf Selbstschutz, besonders bei Schädlingsbekämpfungsmitteln oder anderen Kontaktgiften!

Verletzungen

Prellung, Bluterguss, Zerrung, Wunden: Kinder sind aktiv und daher kommen solche Verletzungen häufig vor. Nehmen Sie Schmerzen und Verletzungen Ihres Kindes ernst und führen Sie folgende Notmaßnahmen sofort durch:

- Betroffenes Körperteil ruhig stellen, z. B. Fuß hochlagern.
- Wunden nur vom Arzt reinigen lassen. Auch keine Desinfektionsmittel ohne ärztlichen Rat verwenden! Ihre Hände sollten offene Wunden nicht direkt berühren (Infektionsgefahr). Keine Hausmittel (Puder, Salben o. Ä.) in die Wunde bringen.
- Bei größeren Wunden mit starkem Blutverlust und – eventuell bis in den Knochen reichenden – Fremdkörpern (z. B. Nagel, Steine, Holzsplitter) nicht reinigen, nur einen sterilen Verband oder bei starker Blutung einen Druckverband anlegen und sofort einen Arzt aufsuchen!
- Bei Bluterguss oder Prellung umgehend Eis oder eine Kühlkompresse in ein Tuch einschlagen und die betroffene Stelle kühlen. Hilft gegen Schmerzen und verhindert stärkere Schwellungen (mindestens 20 Minuten kühlen).
- Zur schnelleren Heilung dienen Arnikasalbe bei Prellungen oder Quetschungen, Calendula-Essenz oder -salbe bei Schürfwunden, Quarkkompresse oder -wickel (siehe Seite 59) bei starken Blutergüssen oder Quetschungen. Diese Hausmittel dürfen Sie erst anwenden, wenn die betroffene Stelle nicht mehr blutet.
- Falls die Wunde sich entzündet oder eitert, müssen Sie Ihr Kind dem Kinderarzt vorstellen!

Oben: Größere Schürfwunden sollten Sie von einem Arzt reinigen lassen. Unten: Prellungen und Verstauchungen müssen sofort gekühlt werden!

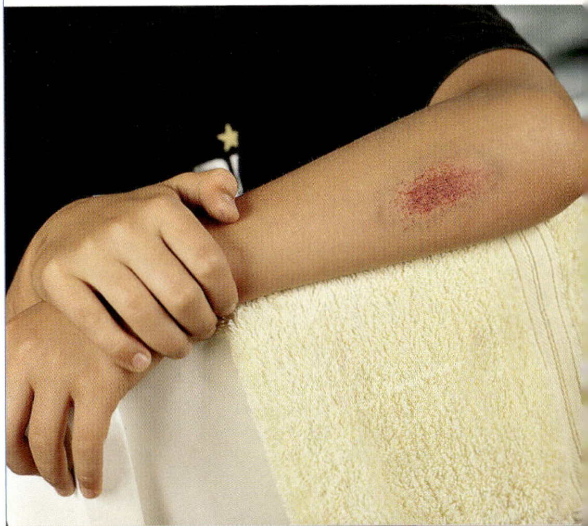

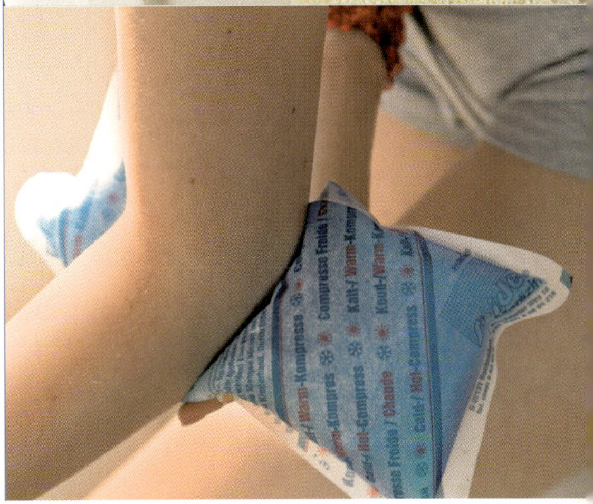

Nützliche Adressen

Über die folgenden Internetseiten können Sie diverse Hausmittel für Kinder bestellen oder Rat und Hilfe bekommen.

- www.hausgeburten.de

Hebammenpraxis Verena Jobst & Kolleginnen (Rottenburg, Arnstorf, Landau)
Tel.: 0049 (0) 700-100 100 12
Bestelladresse für ätherische Öle, Wickelutensilien etc.

- www.bahnhof-apotheke.de

Apotheker Dietmar Wolz, Bahnhofstraße 12, D-87435 Kempten/Allgäu
Tel.: 0049 (0) 831-522 66 11
Versand der von der Hebamme Ingeborg Stadelmann zusammengestellten Mischungen

- www.wachswerk.de

E-Mail: info@wachswerk.de
Dirk-Hinrich Otto, Schmachtenbergstraße 174, D-45219 Essen
Tel.: 0049 (0) 2054-124 726
Bestelladresse für Bienenwachsauflagen für Hustenwickel

- www.kraeuter-reich.de

Volker Derwahl, Waldstraße 9, D-65307 Bad Schwabach
Tel.: 0049 (0) 6124-72 04 98
Kräutertees aus ökologischem Anbau

- www.kinderarzt-augsburg.de

Praxis für Kinderheilkunde, Jugendmedizin und Homöopathie
Dr. Martin Lang ist Mitglied der »Cyberdocs« und gibt online Eltern Hilfestellung. Diese Website enthält nützliche Links u.a. zu Krankheitsbildern, Ernährung und Einschulung.

Register

Impressum

Projektleitung
Sabine Gnan

Redaktion
Dr. med. Christiane Lentz

Gesamtproducing
Dr. Alex Klubertanz, München

Bildredaktion
Dietlinde Orendi

Umschlaggestaltung
R.M.E Eschlbeck / Kreuzer / Botzenhardt

Druck und Bindung
Těšínská tiskárna, Český Těšín

Printed in the Czech Republic

Gedruckt auf chlor- und säurearmem Papier

ISBN-10: 3-517-06927-2
ISBN-13: 978-3-517-06927-2

9817 2635 4453 6271

Über die Autoren

Barbara Wurzel ist freie Publizistin und Verlagslektorin mit den Themenschwerpunkten Gesundheit, Ernährung, Natur, Reisen, Kochen, Psychologie und Lebenshilfe. Sie ist zudem ausgebildete und geprüfte ganzheitliche Ernährungsberaterin.

Bianca Marklstorfer ist freie Journalistin und Autorin zu den Themen Kinder & Familie, Fitness und gesunde Ernährung für Print-Magazine, Zeitungen und Radiosender. Sie lebt mit ihrem Mann und ihren beiden Kindern in Niederbayern. Homepage: www.journalistenbuero-muenchen.de

Danksagung

Herzlich bedanken möchten wir uns für den Expertenrat bei der Hebamme Verena Jobst und für das fachkundige Lektorat bei Dr. med. Christiane Lentz.

Literatur

Dorsch, Walter/Loibl, Marianne: Hausmittel für Kinder. Gräfe und Unzer. München 2000

Grünwald, Jörg/Jänicke, Christof: Grüne Apotheke. Gräfe und Unzer. München 2004

Keggenhoff, Franz: Erste Hilfe bei Kindern. Südwest Verlag, München 2005

Lange, Petra: Hausmittel für Kinder. Rororo. Reinbek 2005

Laue, B./Salomon, A.: Kinder natürlich heilen. Rororo. Reinbek 2004

Stadelmann, Ingeborg: Die Hebammensprechstunde. Eigenverlag Stadelmann 2001

Stellmann, Michael: Kinderkrankheiten natürlich behandeln. Gräfe und Unzer. München 2004

Wurzel, Barbara: Die besten Hausmittel. Südwest Verlag. München 2003

Hinweis

Die Ratschläge/Informationen in diesem Buch sind von den Autorinnen und dem Verlag sorgfältig erwogen und geprüft, dennoch kann eine Garantie nicht übernommen werden. Eine Haftung der Autorinnen bzw. des Verlags und seiner Beauftragten für Personen-, Sach- und Vermögensschäden ist ausgeschlossen.

Bildnachweis

Corbis, Düsseldorf: 3 o.r., 54 (LWA-Stephen Welstead), 20, 40 (B. Allig/Zefa), 31 (Envision); Getty Images, München: 14 (Rita Maas/Botanica), 80 o (Kevin Horan); Ifa Bilderteam, München: 34 (Beateworks), 75 (Diaf); Picture Press, Hamburg: 2 o, 36, (Konstantin Eulenburg), 3 u, 66 (B. Maurer/Eltern); Mauritius Images, Mittenwald: 5 (Alison Miksch), 60 (David Prince), 93 u. (Andrea Marka); SALVEO/Ursula Handwerk/Reutlingen/www.salveo-online.de; Südwest Verlag, München: 2 u, 24 (Claudia Rehm), 3 o. li., 87, 93 o. (Sabine Lechner), 3 o.mi., 29 (Christian Kargl), 10 (Siegfried Sperl), 47 (Christian Kargl/ Ute Schoenenburg), 50 (n.n.), 71 (Joachim Heller), 85 (Karl Newedel), 91 (Mathias Tunger); Stockfood, München: 6 (Food Photography Eising), 80 u. (n.n.); Zefa, Düsseldorf (Miep van Damm): U1